HEXAL-RATGEBER

Depression

Wege aus der Krankheit

*H.-U. Wittchen · H.-J. Möller · A. Vossen · M. Hautzinger ·
S. Kasper · I. Heuser*

18 Abbildungen, 3 Tabellen, 1995

HEXAL KARGER

Basel · Freiburg · Paris · London · New York ·
New Delhi · Bangkok · Singapore · Tokyo · Sydney

Die Deutsche Bibliothek – CIP-Einheitsaufnahme
Depression: Wege aus der Krankheit; 3 Tabellen / H.-U. Wittchen ... – Basel;
Freiburg [Breisgau]; Paris; London; New York; New Delhi; Bangkok; Singapore; Tokyo;
Sydney: Karger, 1995
(Hexal-Ratgeber)
ISBN 3–8055–6214–4
NE: Wittchen, Hans-Ulrich

Printed in Germany on acid-free paper by
Konkordia Druck GmbH, D–77803 Bühl
ISBN 3–8055–6214–4

Inhalt

Vorwort

Liebe Leserin, lieber Leser!

Depressionen sind weitverbreitete Erkrankungen. Nur wenige wissen, daß nahezu jeder fünfte Mensch zumindest einmal im Verlauf seines Lebens längere Zeit an einer Depression leidet. Aber gerade depressiv erkrankte Menschen sprechen oft aus Scham und Unsicherheit nicht offen über ihre Krankheit, so daß eine Depression oft nicht rechtzeitig erkannt wird. Es ist auch für viele Depressionsformen typisch, daß man sich zurückzieht und kaum noch die Kraft und Energie aufbringt, mit anderen Menschen wie dem Partner und Angehörigen zu sprechen.

Erschwerend kommt hinzu, daß Depressionen immer noch vielfach von der Umwelt nicht als Krankheit gesehen, sondern als »Willenschwäche«, »Versagen«, »Mangel an Disziplin« oder »seelischer Makel« abgewertet werden. Dabei wird vergessen, daß Depressionen Krankheiten des *ganzen* Menschen sind. Sie verändern tiefgreifend den Stoffwechsel und andere wichtige Körperfunktionen, ebenso wie unsere Gedanken, Gefühle und unsere Verhaltensweisen anderen gegenüber.

Depressive Erkrankungen sind mit verschiedenen ärztlichen und psychologischen Verfahren *gut behandelbar* – besonders wenn sie frühzeitig erkannt werden.

Unser Ratgeber möchte Sie über neue Erkenntnisse und verschiedene therapeutische Möglichkeiten von der medikamentösen Therapie bis hin zur Selbsthilfe informieren. Damit möchten wir Betroffenen und ihren Angehörigen in leichtverständlicher, aber sachgerechter Form:

- helfen, Depressionen früher und rechtzeitig zu erkennen;
- verständlich machen,
  - auf welchen Wegen depressive Erkrankungen entstehen,
  - wie man als Betroffener und Angehöriger, Partner oder Freund damit umgehen kann und
  - wie man Depressionen erfolgreich behandeln kann.

Wir werden Ihnen ferner einige konkrete Vorschläge machen, was Sie selbst im Falle einer depressiven Erkrankung tun können. Wir wollen Sie damit nachhaltig ermutigen, über Ihre Erkrankung zu sprechen und sich in Behandlung zu begeben, damit Ihr Leiden gemildert werden und Ihnen geholfen werden kann.

Die Autoren

Einleitung: Eine kleine Leseanleitung

Diese Broschüre wurde von Psychiatern und Klinischen Psychologen gemeinsam geschrieben, um Ihnen ein umfassendes Verständnis der Krankheit Depression sowie der medikamentösen und psychotherapeutischen Depressionsbehandlung zu vermitteln. Zunächst einige Hinweise zum Gebrauch dieses Ratgebers:

1. Wenn Sie sich derzeit in einer Depression befinden, haben Sie möglicherweise Schwierigkeiten, sich zu konzentrieren. Vielleicht fühlen Sie sich aufgrund Ihrer Erkrankung selbst von diesen ersten kurzen Zeilen schon überfordert. Für Sie haben wir das erste Kapitel **»Depression erkennen und behandeln«** so geschrieben, daß Sie die wesentlichen Informationen in Lesekästen auch bei einem schnellen Überblick leicht nachvollziehen können.
2. Das zweite Kapitel **»Depression – Weitere Informationen, auch für Angehörige, Partner und Freunde«** behandelt vertiefend verschiedene Themen. Es erklärt, wie und warum Medikamente und Psychotherapien wirken, wie Angehörige, Partner und Freunde helfen können und beschreibt Besonderheiten von Depressionen im höheren Alter und im Zusammenhang mit körperlichen Erkrankungen. Dieses Kapitel will Ihnen auch aufzeigen, wie Sie dazu beitragen können, ein Wiederauftreten der Depression zu verhindern! Da dieser Teil auch detaillierter die wissenschaftlichen Grundlagen anspricht, wird er von vielen Menschen in der Depression als Überforderung empfunden. **Lesen Sie das zweite Kapitel also vielleicht erst dann, wenn es Ihnen besser geht.** Die Abschnitte dieses zweiten Teils können auch einzeln gelesen werden!

Ein Buch kann in der Regel nicht viel mehr erreichen, als aufzuklären, Mut zu machen und Anregungen zu geben. Es ersetzt keine Therapie, kann diese aber unterstützen und Hilfen zur Selbsthilfe geben. Deshalb finden Sie im Anhang eine Reihe von kleinen Hilfestellungen. So z.B. einen Depressionsfragebogen, einige Hilfen zur Tagesstrukturierung sowie Anregungen zur körperlichen Aktivierung, die sich in der Depressionstherapie bewährt haben. Außerdem haben wir am Ende einige wichtige Adressen und einen kleinen zusammenfassenden Behandlungswegweiser aufgeführt.

Wir hoffen, daß dieser Ratgeber Ihnen ein besseres Verständnis von depressiven Erkrankungen vermittelt und Ihnen gleichzeitig eine Hilfe zur Bewältigung der Depression ist!

Was Sie über Traurigkeit und depressive Stimmung wissen sollten

Was ist Traurigkeit?

- Traurigkeit ist ein normales Gefühl oder, wie wir sagen, eine Emotion;
- wie Zorn, Freude oder Angst gehört Traurigkeit zu den Grundemotionen des Menschen;
- Traurigkeit ist biologisch (körperlich) fest in uns angelegt und kommt bei jedem Menschen vor;
- Gefühle von Traurigkeit sind in der Regel vorübergehend;
- Gefühle von Traurigkeit schwanken abhängig davon, was wir gerade tun;
- für Traurigkeit haben wir fast immer eine Erklärung;
- Traurigkeit läßt sich oft durch positive, angenehme Tätigkeiten und Ereignisse unterbrechen.

Normale Traurigkeit

»An sich« sind Gefühle von Traurigkeit, Niedergeschlagenheit, Hoffnungslosigkeit, selbst bis hin zur Verzweiflung, normal und keine Krankheit. Alle Menschen kennen derartige Gefühle aus ihrem bisherigen Leben – sie sind ebenso wie Freude, Zorn und Angst grundlegende menschliche Erfahrungen; wir nennen sie auch Emotionen. Derartige Emotionen sind natürlich; es sind biologisch in unserem Organismus festgelegte Reaktionsformen. Traurigkeit und Niedergeschlagenheit treten z.B. dann auf, wenn wir schwerwiegenden, unsere Gefühle verletzenden Erlebnissen ausgesetzt sind.

Denken Sie einmal zurück an Situationen, in denen Sie eine berufliche Niederlage erlitten haben. Oder an die Trauergefühle, nachdem eine Ihnen nahestehende Person gestorben ist oder sich ein geliebter Partner von Ihnen getrennt hat. Niedergeschlagenheit und Verzweiflung können aber auch in der Folge von lang andauernden Belastungen auftreten. Belastungen, die wir glauben nicht mehr kontrollieren, bewältigen und lösen zu können – und die uns somit über lange Zeit überfordern!

Gelegentliche Gefühle der Traurigkeit und Niedergeschlagenheit sind normal, ebenso wie auch Wut, Verzweiflung und Freude, und gehören in einer *guten Mischung* zu einem erfüllten Leben. Solche Gefühlszustände wie Traurigkeit sind in der Regel *aber vorübergehende Zustände.* Es kann sein, daß Traurigkeit nur kurz, z.B. über Stunden und Tage hinweg, andauert. Sie verändert sich dabei in der Regel in ihrer Stärke, je nachdem, was gerade passiert und was wir machen. Für normale Traurigkeit haben wir fast immer eine Erklärung. Diese Art von Traurigkeit und Niedergeschlagenheit läßt sich auch noch unterbrechen, z.B. durch Ablenkung, Gespräche und Zuspruch von anderen.

Wie äußert sich Traurigkeit?

Alle *Gefühle,* so auch Traurigkeit und Niedergeschlagenheit, betreffen uns ganzheitlich. Sie sind verbunden mit vielfältigen Veränderungen unseres Körpers und Stoffwechsels und beeinflussen unser Denken und Handeln.

- *Körperlich:* Sind wir niedergeschlagen, schmeckt uns selbst unser Lieblingsessen nicht mehr, haben wir weniger Energie, reagieren langsamer, leiden mehr unter Schmerzen, sind leicht ermüdbar und schlafen schlechter. Gleichzeitig kommt es auch zu entsprechenden Veränderungen in unserem Gehirn und Körper, d.h., das Stoffwechselgeschehen verändert sich.
- *Verhalten:* Wir neigen dazu, uns zurückzuziehen, unternehmen weniger mit anderen und sind nicht so belastungs- und leistungsfähig wie sonst.
- *Gedanken:* Wir sehen viele Dinge eher durch die schwarze Brille, es fällt uns schwer, die Zukunft positiv zu sehen – wir sind pessimistisch und haben vielleicht auch Schwierigkeiten, uns auf bestimmte Tätig-

1

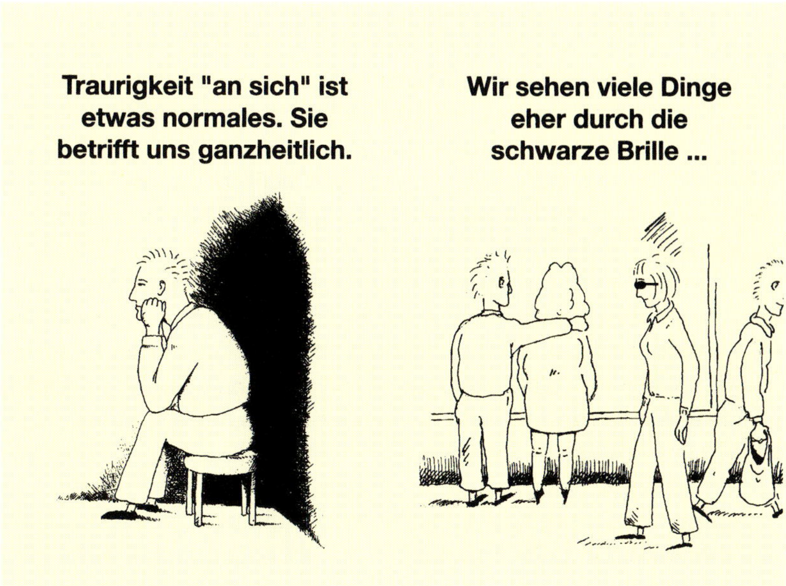
Traurigkeit "an sich" ist etwas normales. Sie betrifft uns ganzheitlich.
Wir sehen viele Dinge eher durch die schwarze Brille ...

keiten zu konzentrieren, Entscheidungen zu treffen und Alltagsprobleme zu lösen. Auch unser Selbstvertrauen und unser Selbstwertgefühl sind schlechter als sonst.

Menschen unterscheiden sich erheblich in der Art und Weise, wie sie depressive Gefühle erleben und damit umgehen. Das liegt daran, daß jeder Mensch seine eigene unverwechselbare Entwicklungsgeschichte und Persönlichkeit hat. Fast alle Menschen lernen im Verlauf ihres Lebens – mehr oder minder erfolgreich auf ihre Art – mit Enttäuschung, Verlusten sowie negativen Gefühlen umzugehen. Einige ziehen sich eher ganz zurück und versuchen, in der Abgeschiedenheit einen Ausweg zu finden, andere lenken sich durch vielfältige Aktivitäten ab oder bauen eine Art »Fassade« auf. Wieder andere lassen ihre Gefühle nach außen erkennen und sprechen mit engen Freunden darüber. D.h., jeder Mensch wird je nach seiner Persönlichkeit und Lebensgeschichte anders reagieren.

Traurigkeit hat viele Gründe

Von Mensch zu Mensch unterschiedlich sind auch die Gründe für Traurigkeit und Niedergeschlagenheit. Je nach Lebensgeschichte, Persönlichkeit, aber auch der aktuellen Lebenssituation und dem körperlichen Befinden können gleiche Ereignisse unterschiedlich wirken. Bestimmte Ereignisse wie z.B. der Tod oder der Verlust einer geliebten Person sind fast für jeden Menschen extrem belastend und einschneidend und rufen Gefühle der Traurigkeit hervor. Dies gilt auch für die plötzliche unerwartete Konfrontation mit eigenen schwerwiegenden Erkrankungen oder Krankheitsfällen sehr nahestehender Personen. Andere Ereignisse, wie ein Umzug in eine neue Umgebung ohne die vertrauten Freunde und Bekannten oder eine berufliche Veränderung oder Enttäuschung lösen nur bei manchen Menschen, z.B. wenn sie allgemein leicht verletzbar und kränkbar sind oder sich in bestimmten Krisensituationen befinden, tiefergehende Gefühle der Traurigkeit, Niedergeschlagenheit und Verzweiflung aus. Menschen lassen sich auch aufgrund ihrer Persönlichkeit und körperlichen Stoffwechselausstattung danach unterscheiden, ob sie dazu neigen, das Leben optimistisch und fröhlich oder negativ und traurig gefärbt zu erleben. Wir sprechen im letzten Fall auch oft von einer depressiven Persönlichkeit oder von depressiven Charakterzügen.

Was Sie über Depressionen als Krankheit wissen sollten

Depressionen als Krankheit kann man nicht einfach ausschalten, überspielen oder verdrängen. Krankhafte Depressionen verändern unsere Gedanken, Gefühle, Verhaltensweisen und die Vorgänge in unserem Körper massiver und nachhaltiger als normale Traurigkeit. In einer Depression ist eine normale Lebensführung nicht oder nur noch unter größten Anstrengungen möglich. Es kommt zu Schwierigkeiten, sich selbst bei einfachsten Situationen zu entscheiden. Die Lebensfreude versiegt, selbst einfachste Hausarbeiten oder berufliche Aufgaben bleiben liegen. Oft ist es so schlimm, daß man gar nicht mehr aus dem Bett kommt und sich am liebsten in sein »Schneckenhaus« zurückziehen will. Manchmal wünscht man sich sogar zu sterben. Man sieht alles schwarz und hat keine Hoffnung mehr! Manchmal ist es gar nicht mehr möglich, Gefühle zu empfinden – eine »Gefühllosigkeit« oder eine innere Leere kann dann die Oberhand gewinnen.

Auch körperlich verändert sich alles in einer vorher unbekannten Weise. Man hat keinen Appetit mehr, verliert Gewicht, schläft nicht mehr wie sonst und fühlt sich ohne Kraft und Energie.

Zwei Beispiele mögen das verdeutlichen:

Frau L., 18 Jahre, kommt über ihre Hausärztin zu unserer Ambulanz und erzählt: »Ich kann mich jetzt schon seit Wochen zu nichts mehr aufraffen, bin immer müde und abgeschlagen! Alles erscheint mir so sinnlos, nichts macht mir mehr Freude! Selbst am Sport zusammen mit meinen Freunden, der für mich schon immer das Schönste und Wichtigste war, habe ich keine Freude und Interesse mehr. Irgendwie bin ich wie leer!« Am liebsten würde sie nur im Bett liegen bleiben und die Decke über den Kopf ziehen, obwohl sie nachts kaum einschlafen könne und auch oft stundenlang wach liege und vor sich hin grübele. Begonnen habe das alles langsam und kaum merklich in ihrer Abiturzeit vor drei Monaten. Bei den Prüfungsvorbereitungen habe sie erstmals zeitweilig große Schwierigkeiten gehabt, obwohl sie früher eigentlich immer leicht habe lernen können. Sie habe das Examen zwar bestanden, hätte aber größte Mühe gehabt, sich zu konzentrieren und in Ruhe nachzudenken. Seit dieser Zeit fühle sie sich nun immer häufiger irgendwie innerlich unruhig; alle möglichen Gedanken gehen ihr dann durch den Kopf.

Fallgeschichte 1

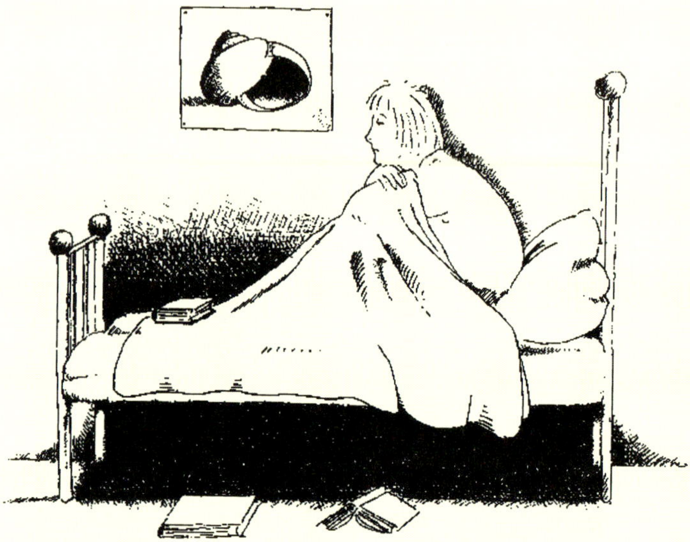

Zur Abitur-Party sei sie gar nicht hingegangen, weil sie die fröhlichen Gesichter um sich herum gar nicht ertragen könne. Es würde sie ja doch niemand verstehen! »Ehe ich anderen die Stimmung verderbe, gehe ich gar nicht erst hin!« Seit dieser Zeit sei es eigentlich ohne Unterbrechung so schlimm geblieben. Selbst Alltagsentscheidungen, wie ein Buch oder eine Zeitung zu lesen, haben immer mehr Probleme gemacht. »Ich nehme das Buch und fange an zu lesen, aber nach ein paar Zeilen habe ich schon den Faden verloren und muß den Abschnitt noch einmal lesen. Immer wieder kommen mir Gedanken wie: Was soll das alles, es ist doch alles sinnlos!«

Wenn ihre Eltern sie aufmuntern wollen und an das Studium erinnern, denke sie nur »ich schaffe das doch eh nicht, wenn es um die Wurst geht, versage ich ja doch wieder«. Eigentlich habe sie jetzt an nichts mehr Interesse und keine Lebensperspektive mehr. Sie komme sich dann wertlos vor, wie ein Versager, und gehe deshalb anderen soweit wie möglich aus dem Weg.

Fallgeschichte 2

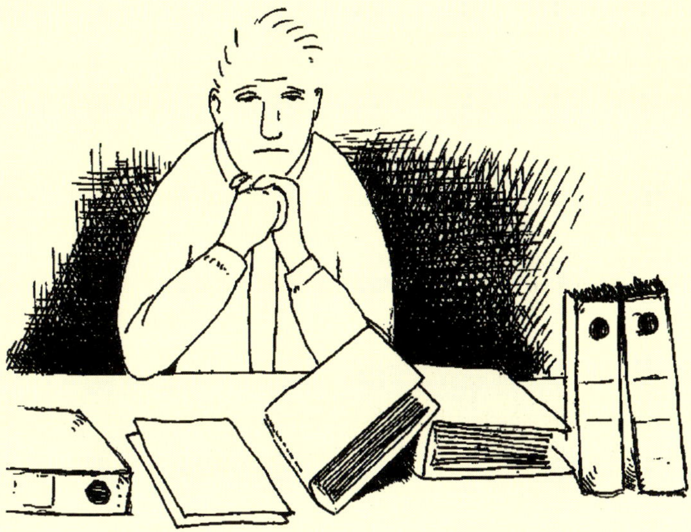

»Irgendwie ist sowieso alles aussichtslos.« Sie könne sich nicht vorstellen, sich irgendwann einmal wieder besser zu fühlen. Sie sitze nur noch herum, grübele vor sich hin, was vor allem nachts dazu führe, daß sie nicht einschlafen könne.

Herr B. ist 42 Jahre alt. Er ist verheiratet, hat zwei Kinder und beschreibt seine Ehe als glücklich. Nach einer Beförderung zum Gruppenleiter in seiner Firma vor 6 Monaten wachse ihm die Verantwortung einfach über den Kopf. Er berichtet, daß er selbst einfachste berufliche Aufgaben, wie das Bestellen von neuem Material oder die Einsatzbesprechungen, einfach nicht mehr schaffe. Obwohl er dies seit 15 Jahren problemlos und bislang voll Freude mache, habe er vor 2 Monaten begonnen, immer wieder über einfachste Entscheidungen nachzugrübeln. Stundenlang sitze er über den Unterlagen und Akten und könne sich einfach nicht richtig konzentrieren und sich zu keiner Entscheidung durchringen. Dadurch werde der Berg unerledigter

Arbeiten immer größer und scheine ihm nie mehr bewältigbar zu sein. »Mache ich das alles richtig so? Mache ich auch keinen Fehler?« seien Gedanken, die ihm immer wieder durch den Kopf gingen und ihn auch zu Hause nicht in Ruhe ließen. Obwohl alles finanziell in Ordnung sei, kämen dann auch Gedanken, daß sein Leben gescheitert sei oder daß er seine Familie in den Abgrund treibe! Weder Frau noch Kinder könnten ihn aus dieser verzweifelten Stimmung herausreißen. Er fühle sich derart niedergedrückt und kraftlos, daß er gänzlich arbeitsunfähig sei und sich schon zweimal – zum ersten Mal in seinem Leben – einige Tage krank gemeldet habe. Zwar habe er immer wieder versucht, sich aufzuraffen und zur Arbeit zu gehen oder mit seinen Kindern zu spielen oder mit seiner Frau zu reden, aber eigentlich sei es immer schlimmer geworden. Es sei ihm noch nicht einmal gelungen, einen vollen Arbeitstag durchzuhalten. Er stehe nur noch vor einem riesigen, übermächtigen Berg von Arbeit und wisse gar nicht, wo er anfangen solle. Herr B. berichtet, daß er sich nur noch ins Bett verkriechen möchte, weil er so gut wie keine Energie mehr habe, irgend etwas zu tun. Selbst seine Hobbys, Fernsehen schauen und dergleichen würden ihn nicht mehr ablenken. Er könne auch nicht richtig schlafen und döse eigentlich die ganze Nacht halb im Wachzustand. Er habe außerdem deutlich an Gewicht zugenommen. Er berichtet, daß er jeden Tag daran denke, seinem Leben ein Ende zu setzen, weil er nicht mehr daran glaube, daß sich noch etwas ändern werde. Von diesen Gedanken komme er jedoch immer wieder ab, da er seine Frau und seine Kinder liebe und nicht im Stich lassen wolle.

Diese zwei Beispiele verdeutlichen, wann Depression zur Krankheit wird. Depression als Krankheit ist offensichtlich *etwas anderes und mehr* als die vorher beschriebene Traurigkeit und Niedergeschlagenheit! Zwar erscheinen manchmal gerade im Anfangsstadium der Erkrankung die Übergänge fließend, aber zumeist können Menschen, die an einer Depression erkrankt sind, gut zwischen normaler Traurigkeit und Depression als Krankheit unterscheiden.

Ein typisches Merkmal dieser beiden Beispiele wie auch aller Depressionen ist, daß die Betroffenen glauben, wie in einem Teufelskreis gefangen zu sein. Da alles – d.h. der Körper, die Gedanken, die Gefühle und das Verhalten – betroffen ist, dreht man sich beim Versuch auszubrechen wie im Kreis.

Abbildung 4 zeigt uns dies noch einmal am Beispiel von Frau L. Es beginnt damit, daß sie sich bei belastenden Abiturvorbereitungen müde und abgeschlagen fühlte und immer häufiger niedergeschlagen vor sich hin grübelte, daß sie sich nicht konzentrieren könne, es nicht schaffe und versagen könnte. Je mehr sie nun grübelte, um so weniger konnte sie produktiv

4

Die Depressionsspirale

Frau L's Gedanken ... und die Folgen ...

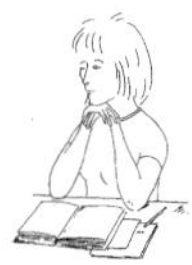

Abitur: "Ich kann mich nicht mehr konzentrieren, ich schaffe das nicht mehr, ich versage doch nur ..."

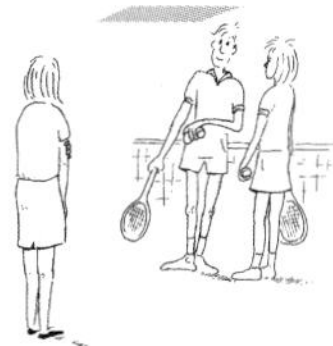

Sie grübelt mehr und mehr, kann deswegen weniger leisten, verliert ihr Selbstwertgefühl.

"... meine Freunde und der Sport interessieren mich nicht mehr. Ich verderbe mit meiner Stimmung doch nur alles. Ich möchte alleine sein."

Ihr fehlen positive Erlebnisse, Sie zieht sich zurück, keine Anregungen mehr, die das Grübeln unterbrechen, kann sich kaum mehr aufraffen.

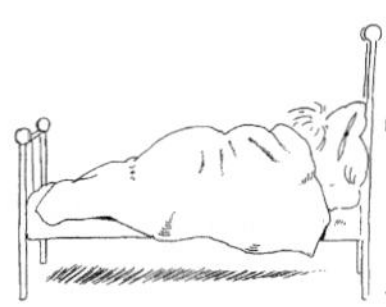

"... ich bleibe im Bett, es ist und bleibt doch alles aussichtslos, ich habe keine Kraft mehr mich aufzuraffen."

Sie grübelt nur noch Tag und Nacht, schläft kaum, sieht keine Lebensperspektive mehr, fühlt sich vollkommen wertlos.

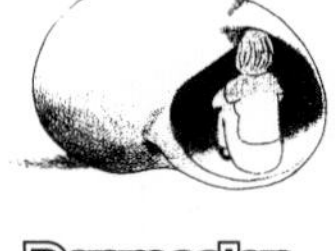

Depression

sein und ihr Arbeitspensum bewältigen. Dieser Beweis ihres Versagens verändert nun allgemein ihr Selbstwertgefühl. Sie zieht sich in der Folge immer mehr von Freunden und sozialen Aktivitäten zurück – und macht natürlich deshalb auch keine positiven, anregenden Erfahrungen mehr. Da sie sich kraft- und energielos fühlt, geht sie auch nicht mehr zum Sport. Beides bekräftigt sie in ihrer pessimistischen Stimmungslage, sie komme nicht mehr aus der Depression heraus und es könne ihr ja doch niemand mehr helfen. Durch das Fehlen positiver Anregungen und Ablenkungen hat sie nun noch mehr Zeit zu grübeln und bleibt schließlich nur noch im Bett. Sie ist also in einer negativen Sichtweise über sich selbst, die Gegenwart und die Zukunft gefangen. Immer mehr beginnt sie zu grübeln, nimmt die Gegenwart, aber auch Vergangenheit und Zukunft, immer mehr durch die »dunkle Brille« wahr. In der Folge will sie sich nur noch ins Bett zurückziehen und sich von der Umwelt abschotten. Das vermehrte Grübeln hindert sie nun auch noch am Lesen und bei Alltagsentscheidungen. Der momentane Entschluß »jetzt raffe ich mich auf und lese wenigstens in meinem Lieblingsbuch weiter!« wird sofort durch den nächsten Gedanken »es hat ja doch keinen Sinn« abgelöst. Dabei fällt es ihr gleich auf, wie erschöpft und ohne Energie sie ist. Selbst nachts ist sie jetzt ohne Ruhe. Schließlich hat die Depression alle Lebensbereiche erfaßt und in ihren Augen alle Zukunftsperspektiven zerstört. Einmal gefaßte, selbst alltägliche Entschlüsse werden sofort durch die körperliche Erschöpfung und die tiefgreifend empfundene Sinnlosigkeit allen Handelns verunmöglicht. Daher fängt sie gar nicht erst an! Dies wiederum wird als ein Beweis für die Auswegslosigkeit und Hoffnungslosigkeit der eigenen Situation gewertet, was die Depression verstärkt.

Wie erkennt man eine Depression?

Wir als Ärzte und Psychologen erkennen an diesen Schilderungen und am Verhalten der Patienten, daß es sich um eine dringend behandlungsbedürftige *typische Depression* handelt. Welches sind die wichtigen Merkmale, die uns dies erkennen lassen?

Wir sprechen von einer *typischen Depression* (der Fachausdruck hierfür ist *Major Depression* oder *depressive Episode*), wenn mehrere der folgenden Merkmale über *mehr als 2 Wochen fast ständig* vorliegen:

1. Gefühle von Traurigkeit, Niedergeschlagenheit oder Hoffnungslosigkeit
2. Andauern von Interesse, und Freudlosigkeit oder das Gefühl innerer Leere, selbst wenn schöne Ereignisse eintreten
3. körperliche Beschwerden wie körperliche Erschöpfbarkeit oder unerklärliche Müdigkeit
4. Appetit- oder Gewichtsverlust (seltener auch Zunahme)
5. Einschlaf-, Durchschlafstörungen und frühmorgendliches Erwachen
6. Verlangsamung, lähmende Hemmung oder seltener quälende Unruhe, Angst und Erregung
7. Mangel oder Verlust von sexuellem Interesse
8. Merk- und Konzentrationsstörungen oder Schwierigkeiten, selbst alltägliche Entscheidungen zu treffen
9. schlechtes Selbstwertgefühl, kein Selbstvertrauen, Selbstvorwürfe und -anklagen, Schuldgefühle
10. Gedanken an den Tod, bis hin zur Lebensmüdigkeit

Diese Merkmale kann man auch in einem kleinen Fragebogen zusammenfassen. Die Beantwortung der Fragen kann Ihnen einen ersten Anhalt geben, ob Sie möglicherweise unter einer solchen Depression leiden. Bitte bedenken Sie aber, daß dies noch keine eindeutige Diagnose ist, diese kann nur eine Fachperson stellen.

Tab. 1. **Depressionfragen: Haben Sie eine Depression? (Bitte kreuzen Sie »ja« an, wenn Sie die Frage bejahen, und »nein«, wenn Sie sie verneinen!)**

	In den letzten Wochen ...:	**ja**	**nein**
1.	Fühlten Sie sich fast durchgängig traurig, niedergeschlagen oder hoffnungslos?	○	○
2.	Haben Sie fast durchgängig das Interesse an fast allen Dingen verloren, empfanden keine Freude mehr, z.B. auch an Dingen, die Ihnen gewöhnlich Freude bereiten?	○	○
3.	Fühlten Sie sich ständig müde, abgeschlagen und erschöpft, ohne Energie, auch wenn Sie nicht besonders schwer gearbeitet haben?	○	○
4.	Haben Sie Ihren Appetit verloren oder erheblich an Gewicht abgenommen? Schmeckt es Ihnen nicht mehr so wie früher?	○	○
5.	Litten Sie fast täglich unter Schlafstörungen (Einschlaf-, Durchschlafstörungen oder frühmorgendlichem Erwachen)?	○	○
6.	Sprachen und bewegten Sie sich in den letzten Wochen langsamer als sonst? Oder leiden Sie unter dem Gegenteil, einer inneren Unruhe, so daß Sie nicht still sitzen können, auf- und abgehen müssen?	○	○
7.	Hat sich in den letzten Wochen auch Ihr sexuelles Verlangen vermindert, oder ist es gar nicht mehr vorhanden?	○	○
8.	Hatten Sie in den letzten Wochen kein Selbstvertrauen mehr, fühlten Sie sich wertlos, schuldig oder machten Sie sich übertriebene Selbstvorwürfe?	○	○
9.	Hatten Sie in den letzten Wochen Schwierigkeiten, sich zu konzentrieren, sich Dinge zu merken, oder fallen Ihnen sogar ganz alltägliche Entscheidungen schwer?	○	○
10.	Denken Sie häufig über den Tod nach oder sogar daran, sich etwas anzutun?	○	○
	Summe Ja-Antworten	○	○

Auswertung: **Jedes Ja erhält einen Wertpunkt. Zählen Sie nun alle Ja-Antworten zusammen.**

Wenn Sie *mehr als 4 Wertpunkte* haben, leiden Sie mit großer Wahrscheinlichkeit unter einer typischen Depression!

Welche Depressionsformen gibt es?

Depressionen sind unterschiedlich

- Es gibt verschiedene Formen von Depression
- Zur Erkennung der Depressionsform ist eine genaue Diagnostik notwendig
- Die Therapie ist abhängig von der Form der Depression
- Zuständig für eine exakte Diagnose sind Psychiater (Nervenärzte) oder Klinische Psychologen

Obwohl wir im Alltagsleben immer von *der* Depression reden, unterscheiden wir als Therapeuten grundsätzlich verschiedene Arten depressiver Störungen. Allen *typischen Depressionen im Sinne einer Major Depression* ist gemeinsam, daß mindestens vier der in den Fragen angesprochenen 10 Bereiche zutreffen. Dabei sind Art, Häufigkeit und Schwere der einzelnen Symptome von einem Patienten zum anderen oft recht unterschiedlich. Auch das Ausmaß, in dem diese Symptome das alltägliche Leben beeinflussen, kann recht unterschiedlich sein.

Depressionen sind unterschiedlich – Es gibt nicht *die* Depression!

Depressionen sind behandelbar. Während wir vor 20 Jahren nur wenige erfolgversprechende Behandlungen für depressive Erkrankungen kannten, stehen uns heute viele verschiedene medikamentöse, körperliche und psychologische Therapieverfahren zur Verfügung. Wenn Sie unter den oben genannten allgemeinen Zeichen einer Depression leiden, dann ist der erste

Schritt zu einer Besserung *eine genaue Diagnostik.* Dabei geht es um folgende Hauptziele:

- Feststellung der Art der Depression und des Schweregrads
- Feststellung des Verlaufs der Erkrankung
- Ausschluß anderer (zumeist körperlicher) Gründe, die für die Depression verantwortlich sein können
- Auffindung der Ursachen und der konkreten Auslöser für Ihre Erkrankung.

Feststellung des Schweregrads. Bei der Diagnostik wird Ihr Therapeut über Befragung und Beobachtung und manchmal auch über einen Fragebogen feststellen, um welche Art der Depression es sich bei Ihnen handelt. Wir unterscheiden Depressionen zunächst nach dem Schweregrad (d.h. der Art und Anzahl von Symptomen) nach ihrem Verlauf sowie dem Vorliegen anderer Erkrankungen.

Dabei unterscheiden wir – wie Tabelle 2 zeigt – zunächst zwischen leicht- und schwergradigen Depressionen und danach, inwieweit bei Ihrem Beschwerdenbild körperliche Symptome, wie Appetitstörungen und Schlafstörungen, dominieren. Die Beurteilung »leicht-, mittel- und schwergradig« hat übrigens wenig mit dem Ausmaß Ihrer empfundenen Beschwerden und Ihrem Leidensausmaß zu tun. Sie orientiert sich vielmehr nur an dem Vorhandensein bestimmter einzelner Symptome. Wenn eine starke Betonung körperlicher Symptome (z.B. Schlafstörungen, Appetitmangel + Gewichtsverlust) vorherrscht, wird dies als Zusatzmerkmal der Diagnose (mit somatischen Merkmalen) vermerkt.

Bei der Beurteilung der schwergradigen Depressionen wird Ihr Therapeut sich besonders an Tagesschwankungen, frühmorgendlichem Erwachen, gravierendem Gewichtsverlust und extremen Empfindungen der Gefühl- und Freudlosigkeit orientieren. Solche Depressionen wurden früher auch »Endogene Depressionen« oder »Melancholie« genannt. Diese Depressionen können in manchen Fällen auch mit schwersten, eigentlich ungerechtfertigten Schuld- und Vorwurfsgedanken verknüpft sein; hierfür wird dann manchmal auch der Ausdruck »Depression mit psychotischen

Tab. 2. Arten der Depression: Einteilung der Depression nach ...

... Art und Anzahl der Symptome	... dem Verlauf	... dem Vorliegen anderer Probleme (z.B.)
Leichtgradige Depression (mit oder ohne somatische Merkmale) *Mittelgradige Depression* (mit oder ohne somatische Merkmale) *Schwergradige Depression* (mit oder ohne sogenannte psychotische Merkmale)	*Einzelepisode* einer Depression (= die erste und einzige Episode dieser Art) *Wiederkehrende* Depression (= es gab schon früher einmal derartige Episoden) *Dysthymie* (= in milderer Form geht es mir schon so seit Jahren)	*Manie oder Bipolare Störung* (= ich habe auch Zeiten mit übersteigerter Erregung und Hochstimmung, die Probleme verursacht) *Anpassungsstörung mit depressiver Stimmung* (= ich leide erst seit einigen Wochen unter depressiver Stimmung, die eindeutig nach einem wichtigen Ereignis eintrat) *körperlich bedingte Depressionen* (= meine Depression begann im Zusammenhang mit einer körperlichen Erkrankung oder der Einnahme eines Medikaments)

Merkmalen« verwandt. Dieser Begriff hat übrigens wenig gemeinsam mit dem Begriff der Psychose im engeren Sinne, wie wir ihn als Experten zum Beispiel auch bei der Schizophrenie benutzen.

Feststellung des Verlaufs der Erkrankung. Wenn Ihre jetzige Depression oder deren Vorzeichen erst vor einigen Wochen oder Monaten zum ersten Mal aufgetreten ist und Sie noch nie vorher unter einer Depression gelitten haben, sprechen wir von einer *einzelnen depressiven Episode.* Sollten Sie aber bereits früher in Ihrem Leben schon einmal einige Wochen unter einem ähnlichen Zustand gelitten haben, nennen wir dies eine wiederkehrende oder auch *rezidivierende Depression.* Diese Informationen sind für den Therapieplan von größter Bedeutung. Sie zeigen uns als Therapeuten an, daß wir auch nach dem vollständigen Abklingen Ihres Leidenszustands versuchen müssen, das Auftreten neuerlicher depressiver Phasen zu verhindern.

Neben Patienten mit diesen »typisch« genannten Depressionen behandeln wir auch Personen, die unter lang andauernden depressiven Verstimmungen leiden, die nur einige der oben genannten Symptome aufweisen – ohne das Vollbild einer Major Depression zu entwickeln. Wenn derartige Depressionen in Form von immer wieder kommenden und gehenden depressiven Verstimmungen jahrelang andauern, nennen wir sie *dysthyme Störungen.* Früher wurde dies auch als »neurotische« Depression bezeichnet.

Bei der Befragung wird Ihr Therapeut auch prüfen, ob Sie manchmal auch das Gegenteil depressiver Verstimmungen erlebt haben, das heißt, sich tagelang ungewöhnlich überdreht, euphorisch, überaktiv, hochgestimmt, erregt oder reizbar gefühlt haben. Derartige Phasen der Hochgestimmtheit bezeichnen wir auch als hypomanisch oder manisch. In diesen – allerdings selteneren – Fällen wird Ihr Arzt gegebenenfalls eine *Bipolare Störung* diagnostizieren. Früher wurde diese Erkrankung auch »Manisch-Depressives Kranksein« genannt.

Andere Depressionen. Was ist nun, wenn es Ihnen zwar schlecht geht, aber eben nicht mit der hier beschriebenen erforderlichen Anzahl von Symptomen oder nicht seit Wochen fast ohne Unterbrechung? Dann sprechen wir in der Regel nicht von einer *typischen Depression.* Es kann dann sein, daß Sie sich entweder in einem frühen Anfangsstadium befinden oder eine der vielen anderen depressiven Störungen haben, die wir hier aus Platzgründen nicht ausführlich besprechen können. Hierzu gehören neben der Bipolaren Störung die sogenannten *Anpassungsstörungen.* Bei diesen tritt eine depressive Stimmungslage in direktem Zusammenhang mit einem belastenden Lebensereignis auf, ohne daß sich das Vollbild einer typischen Depression entwickelt. Weitere, hier nicht besprochene Depressionen sind sogenannte Mischbilder mit Angst oder *körperlich bedingte Depressionen.*

Depression – Was nun?

Wann immer die Merkmale einer typischen Depression schon seit mehr als 2 Wochen fast durchgängig auf Sie zutreffen, ist unserer Meinung nach eine Konsultation bei einem Psychiater, Nervenarzt oder einem Klinischen Psychologen angezeigt. In der Regel kann Ihnen Ihr Hausarzt entsprechende Behandlungshinweise geben und eine Überweisung veranlassen.

Darüber hinaus können Sie sich auch – wenn Sie eine unüberwindbare Barriere empfinden, zu einem Psychiater oder einem Psychologen zu gehen – von speziellen Diensten wie der Telefonseelsorge, der Arche oder Selbsthilfeorganisationen beraten lassen. So kann oft zumindest ein kleiner erster Anfang gemacht werden. Letztlich können jedoch nur Fachleute in einem persönlichen Gespräch verläßlich entscheiden, woran Sie konkret erkrankt sind, ob Sie dringend behandlungsbedürftig sind oder ob ein Warten auf spontane Besserung noch Aussicht auf Erfolg hat.

Achtung!

Ohne zu zögern sollten Sie eine fachspezifische Hilfe aufsuchen, wenn Sie:

- bereits seit Wochen fast unverändert depressiv und verzweifelt sind und durch gar nichts mehr eine zumindest leichte Besserung erleben und
- wenn Sie häufig über den Tod nachdenken oder daran denken, sich etwas anzutun.

Kontaktieren Sie in solchen Fällen direkt einen Facharzt (Nervenarzt oder Psychiater), Ihren Hausarzt oder einen der oben genannten telefonischen Notdienste.

Wie entsteht eine Depression?

Viele von Ihnen haben sich vielleicht schon die Frage gestellt, warum gerade Sie persönlich an einer Depression erkrankten. Wir wissen inzwischen, daß die verschiedenen Formen von Depressionen auf sehr unterschiedlichen Wegen zustande kommen.

Wie kommt es zu Depressionen?

- ich habe etwas Schlimmes erlebt
- ich habe ein belastendes Leben oder ein schlimmes Ereignis hinter mir
- ich bin körperlich krank
- es wird mir alles zuviel, ich halte das nicht mehr aus
- das habe ich von meinen Eltern (durch Erziehung, Vererbung, Veranlagung)
- zu bestimmten Jahreszeiten geht es mir immer schlecht
- ich nehme bestimmte Medikamente

Aus der neuen Forschung wissen wir inzwischen, daß *fast nie ein einzelner Faktor* zum Ausbruch einer Depression führt. Es müssen immer verschiedene Dinge zusammenkommen. Abbildung 5 zeigt Ihnen, daß wir bei jeder Person aufgrund von biologischen Faktoren, familiären Faktoren und Erziehung sowie Verlusterfahrungen in der Krankheit eine *unterschiedliche Erkrankungsanfälligkeit* finden.

Diese Krankheitsanfälligkeit (Vulnerabilität) wird immer dann mit einer bestimmten Wahrscheinlichkeit aktiviert, wenn Veränderungen im Leben passieren, die wie ein »Schlüssel ins Schloß« der angeborenen oder erworbenen Verletzlichkeiten passen. Solche Schlüsselereignisse müssen übrigens nicht unbedingt erkennbare Belastungen oder Verluste sein. Vielmehr können es auch manchmal im Körper unbemerkt ablaufende biologische bzw. biochemische Prozesse sein.

Wie kommt es zu einer Depression?

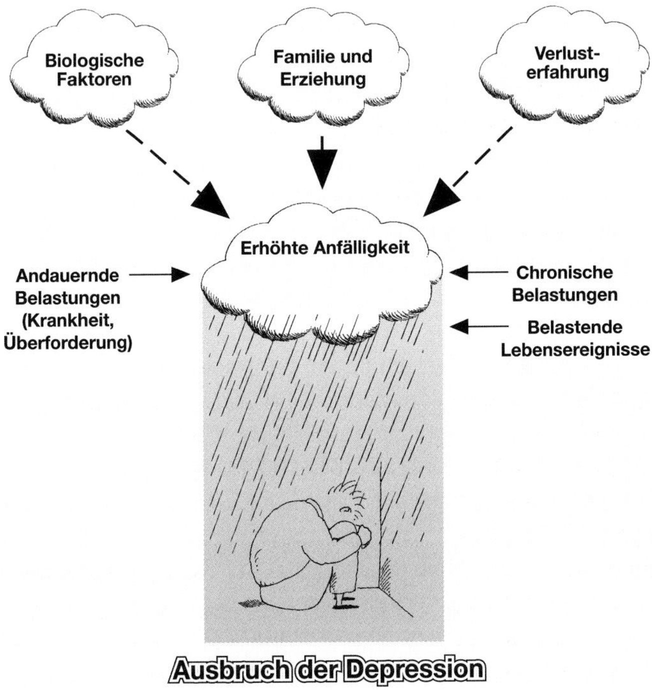

Die Erkrankungsbereitschaft kann nach neueren Forschungsergebnissen sowohl vererbt (Angehörige leiden auch unter dieser Erkrankung) als auch durch familiäre Erziehungsmuster erworben sein. In beiden Fällen sprechen wir übrigens von einer genetischen Belastung. In einigen Fällen kann diese Verletzlichkeit dadurch gegeben sein, daß man als Kind wiederholten familiären Verlusterfahrungen, möglicherweise traumatischer Art, ausgesetzt war. Andere relativ häufige Risikofaktoren sind schulische und familiäre Entwicklungsbedingungen, die nur wenig Möglichkeiten geboten haben, ein gutes und starkes Selbstwertgefühl zu entwickeln. Im Erwachsenenalter können dann ähnlich strukturierte Verlustereignisse oder Versagenserlebnisse diese Verletzlichkeit aktivieren und zum Ausbruch einer Depression führen.

Wir wissen inzwischen auch, daß bestimmte biologische Faktoren, vor allem aus dem Stoffwechselbereich – sei es mit oder ohne offensichtliche körperliche Erkrankungen –, eine äußerst wichtige Quelle sein können, aus der sich die grundsätzliche Krankheitsbereitschaft und das spätere Rückfallrisiko ableiten. Depressionen betreffen immer auch den Hirn- und übrigen körperlichen Stoffwechsel. Eine besonders wichtige Rolle spielen dabei die sogenannten Neurotransmitter. Diese Botenstoffe des Nervensystems sind für die Übermittlung aller Informationen im Körper und aus der Umwelt verantwortlich. Die am besten erforschten Botenstoffe sind dabei das Serotonin und das Noradrenalin. Ist das Gleichgewicht dieser und anderer körpereigener Substanzen aufgrund angeborener Schwächen oder durch bestimmte akute oder chronische Belastungen gestört, kann es zu einer »Entgleisung« und damit zu einer Depression kommen. Die medikamentöse Therapie der Depression zielt unter anderem darauf ab, hier eine Normalisierung zu erreichen. (Eine genauere Erklärung dieser Zusammenhänge finden Sie auf Seite 59 im zweiten Kapitel dieses Buches.)

Körperliche Gründe für eine Depression

In diesem Zusammenhang muß auch auf eine Reihe von körperlichen Ursachen hingewiesen werden, die eine Depression auslösen können.

Solche Depressionen werden auch »körperlich begründbare Depressionen« genannt. Es gibt verschiedene körperliche Erkrankungen – von denen einige häufige in Tabelle 3 zusammengefaßt sind –, die Depressionen auslösen und aufrechterhalten können. Aber auch verschiedene Medikamente, die für andere Erkrankungen verschrieben werden, können depressionsaus-

***Tab. 3.* Körperliche Ursachen für eine Depression**

Neurologische Erkrankungen	Demenz, Epilepsie, Multiple Sklerose, AIDS, Hirntumoren, Morbus Parkinson, zerebrale Durchblutungsstörungen
Endokrine Erkrankungen	Schilddrüsenerkrankungen, Morbus Cushing, Morbus Addison und andere
Infektionskrankheiten	Tuberkulose, AIDS, Lungenentzündungen und andere
Erkrankungen der inneren Organe	Herz-Kreislauf-Erkrankungen, Nierenerkrankungen, Mangelkrankheiten (Vitamin- und Mineralstoffmangel)

lösend wirken. Am bekanntesten sind Mittel gegen Bluthochdruck und bestimmte Mittel in der Krebsbehandlung. In all diesen Fällen muß in der Regel die auslösende Grunderkrankung behandelt bzw. der frühere Behandlungsplan verändert werden.

Diese Aufzählung zeigt, daß die Diagnostik depressiver Störungen nicht einfach ist und unbedingt in die Hand eines Spezialisten gehört.

Auffindung der Ursachen und der konkreten Auslöser für Ihre Erkrankung

Ihr Arzt oder Therapeut wird in eingehenden diagnostischen Untersuchungen und Gesprächen versuchen, die allgemeinen Ursachen und möglicherweise die konkreten Auslöser für Ihre Depression zu erfragen. Diese sind bei einigen Patienten offensichtlicher als bei anderen.

Zu konkreten Auslösern gehören bestimmte Lebensereignisse, aber auch chronische, d.h. lang andauernde Belastungszeiten in unserem Leben. Unter Lebensereignissen verstehen wir belastende und für die Person überwältigende bedrohliche Erlebnisse. Beispiele hierfür sind der Tod eines langjährigen Lebenspartners, vor allem wenn sonst kaum noch andere soziale Kontakte und Einbindungen bestehen, schwerwiegende Partner-

und Ehekrisen oder auch die Nachricht, an einer lebensgefährlichen Erkrankung zu leiden. Auslöser können auch bestimmte traumatische Ereignisse sein, wie z.B. eine Gewalttat, eine Vergewaltigung oder schlimme Unfälle und Katastrophen.

Manchmal können es auch auf den ersten Blick weniger auffällige Ereignisse sein, wie z.B. im höheren Alter bei einer vereinsamten Person der Tod eines geliebten Haustieres, der Übergang in die Pensionierung oder in ein neues Heim.

Eine weitere häufige Komplikation ist das Bestehen anderer psychischer oder körperlicher Störungen, die den Betroffenen über Jahre hinweg belasten und demoralisieren. Hierzu gehören neben chronischen Schmerzen vor allem langjährige Angsterkrankungen, wie z.B. die Panikstörung, eine sogenannte Generalisierte Angststörung oder Phobien (hierzu haben wir einen eigenen Angst-Ratgeber geschrieben: Wittchen et al.: *Hexal-Ratgeber Angst, Karger Verlag*).

Nicht immer finden sich Erklärungen für eine Depression

Es ist jedoch auch wichtig, darauf hinzuweisen, daß bei manchen Patienten der konkrete Auslöser oder Anlaß zunächst im dunkeln bleibt. Dies gilt vor allem für Patienten, die sozusagen über Nacht erkranken und vollkommen ratlos und hilflos ihrem plötzlichen Leiden gegenüberstehen. Manchmal entwickeln sich Depressionen auch langsam über viele Wochen lang, bis das Vollbild eintritt. So bemerken viele Patienten zuerst eine Veränderung des Schlafes, einen Verlust des Antriebs und erhöhte Erschöpfbarkeit. Später treten dann Appetitstörungen und eine Grübelneigung auf. In diesen Fällen gehen viele Betroffene primär wegen ihrer Schlafstörungen und ihrer Erschöpftheit zum Hausarzt und werden dann als vegetative Dystoniker oder wegen Erschöpfungssyndromen behandelt, ohne daß die Depression erkannt wurde.

Die Suche nach den Auslösern und anderen Ursachen Ihrer Depression ist in der Regel langwierig und Teil einer umfassenden Therapie. In einem akut depressiven Leidenszustand wird diese Suche oft wenig ergiebig oder gar zu belastend für den Betroffenen sein. Deshalb wird sich Ihr Arzt und Therapeut möglicherweise am Anfang zumeist auf einige wenige Fragen beschränken und erst einmal mit verschiedenen Methoden versuchen, Ihr akutes Leiden zu lindern und Sie zu entlasten! Erst nach einer gewissen Stabilisierung durch eine Therapie wird er sich mit einer genaueren Aufklärung der Zusammenhänge beschäftigen.

Auswege – Wie können Depressionen behandelt werden?

Fünf Schritte aus der Depression

Depressionen sind Krankheiten, die gut und erfolgreich behandelt werden können. Sie klingen bei geeigneter Behandlung in der überwiegenden Mehrzahl innerhalb von Wochen oder wenigen Monaten wieder ab. Allerdings gibt es keinen schnellen Weg aus der Depression – über Nacht werden Depressionen nur selten bewältigt! Unabhängig davon, für welchen der im folgenden beschriebenen Wege Sie sich entscheiden werden, es wird immer darauf ankommen, daß Sie sich klar machen, daß die Heilung immer nur in *kleinen Schritten* kommt. Unabhängig vom eigentlichen Auslöser und ihrer Krankheitsanfälligkeit, kommt es jetzt, solange Sie noch in der Depression stecken, darauf an, die Depression *aktuell* zu bewältigen. Das heißt heute, hier und jetzt einen kleinen Neuanfang zu machen und ein Stück weit Lebensmut und Hoffnung zu schöpfen!

Viele Patienten haben uns richtigerweise bei der Entwicklung dieses Ratgebers gefragt, ob wir nicht hier zuerst über das schreiben können, was man selbst von sich aus, oder mit Hilfe von Freunden und Angehörigen an Besserung erreichen kann! Dies ist dann angemessen, wenn die Depression noch nicht wochenlang fast unverändert andauert. Aber bedenken Sie unter Berücksichtigung des vorangehenden Kapitels, daß Depressionen sehr unterschiedliche Gründe, Anlässe und Risiken haben und oft auch durch andere Erkrankungen bedingt sind. Ein derartiger Selbstbehandlungsversuch ohne eine sichere Diagnose würde dann einen vielleicht sogar lebensbedrohlichen Verlust an Zeit bedeuten können.

Deswegen empfehlen wir Ihnen folgende fünf Schritte zur Depressionsbewältigung, die im folgenden ausführlicher besprochen werden sollen.

Welche Schritte Sie gehen sollten

- ***Schritt 1:*** Überwinden Sie sich und entscheiden Sie sich, Hilfe zu suchen. Sprechen Sie Ihren Hausarzt, einen Psychiater oder Klinischen Psychologen auf ihre Probleme an! Oder wenn Sie sich nicht überwinden können, sprechen sie mit ihrem Partner, engen Freunden oder Angehörigen.
- ***Schritt 2:*** Lassen Sie sich bei Ihrem Arzt oder Psychologen über Ihre genaue Diagnose aufklären! Eine exakte Diagnose ist die Voraussetzung für eine wirksame Therapie. Beantworten Sie eventuell bereits vor Gesprächen mit diesen Fachleuten den Depressionsfragebogen (S. 12). Dies kann das Gespräch und die Diagnosefindung erleichtern.
- ***Schritt 3:*** Entscheiden Sie sich dann nach der Aufklärung für die Behandlungsempfehlungen Ihres Arztes oder Psychologen. Abhängig von der Diagnose können Sie gemeinsam mit Ihrem behandelnden Arzt oder Psychologen darüber beraten, welche Therapieform die günstigste für Sie ist. Im Gespräch können Sie auch klären, ob eine Behandlung stationär in der Klinik oder ambulant bzw. in der Tagesklinik durchgeführt werden sollte.
- ***Schritt 4:*** Halten Sie die eingeschlagene Therapie gerade in den schwierigen ersten Wochen durch. Lassen Sie sich nicht durch Nebenwirkungen, geringe Fortschritte oder Behandlungsprobleme entmutigen!
- ***Schritt 5:*** Behalten Sie auch nach dem vollen Abklingen der Depression die Behandlungsmaßnahmen bei. Setzen Sie die Medikamenteneinnahme fort bzw. führen Sie bei einer Psychotherapie weiter Ihre Therapieaufgaben und -übungen durch. Gehen Sie zu »Auffrischungssitzungen« selbst Monate nach Ende der Behandlung!

1. Schritt: Hilfe suchen

Ziehen sich sich nicht zurück, und warten Sie nicht wochenlang darauf, daß die Depression von alleine vergeht. Versuchen Sie, über ihre Probleme mit Ihrem Hausarzt, Psychiater oder Psychologen zu sprechen. Denken Sie daran, daß nur Fachleute entscheiden können, ob Sie eine Behandlung brauchen oder ob es noch Sinn macht, allein zu versuchen, die Depression zu bewältigen. Wenn es Ihnen zu schwer fällt, diesen Schritt allein zu tun, oder wenn es Ihnen schon so schlecht geht, daß Sie die Kraft für diesen Schritt nicht mehr aufbringen, bitten Sie Angehörige, Ihren Partner oder Freunde darum, Sie zu unterstützen und eventuell auch zu begleiten.

Denken Sie auch daran, daß es eine Reihe weiterer hilfreicher Einrichtungen gibt, an die Sie sich – zum Teil auch anonym oder telefonisch – wenden können, um sich beraten zu lassen (Telefonseelsorge, Nervenärzte, Diplom-Psychologen, Beratungsstellen, Kriseninterventionseinrichtungen, Ambulanzen psychiatrischer Krankenhäuser).

Wichtig ist, daß Sie sich so früh wie möglich um professionelle Hilfe bemühen. Eine Depression verschwindet in der Regel nicht von alleine. Je schneller Sie sich zu einer Behandlung entschließen, desto günstiger wirkt sich dies auf die Behandlung und die Prognose aus.

2. Schritt: Sicherheit über die Diagnose

Nur Fachärzte (Psychiater, Nervenärzte) und Klinische Psychologen sind dazu ausgebildet, eine genaue Depressionsdiagnose zu stellen und Ihnen entsprechend erfolgversprechende Behandlungsmöglichkeiten zu eröffnen. Der Nervenarzt (Psychiater) ist ein ausgebildeter Facharzt, der häufig auch eine psychotherapeutische Zusatzausbildung hat. Er wird die depressive Störung zumeist überwiegend mit Medikamenten behandeln. Ein Klinischer Psychologe ist ein Diplom-Psychologe mit einer Zusatzausbildung z.B. in Verhaltenstherapie oder anderen psychotherapeutischen Verfahren. Beide arbeiten oft eng zusammen.

Auch manche Hausärzte können Ihnen bei diesem ersten Schritt weiterhelfen. Ihr Hausarzt arbeitet in der Regel auch mit qualifizierten Kollegen zusammen und kann entsprechende Überweisungen aussprechen oder Sie sogar, wenn nötig, in eine stationäre Behandlung einweisen. Haben Sie den Mut, *direkt* Ihren Hausarzt auf Ihre Niedergeschlagenheit und Verzweiflung anzusprechen! Verstecken Sie sich nicht hinter den rein körperlichen Beschwerden der Depression, in der Hoffnung, der Hausarzt würde es schon erkennen.

Viele Patienten empfinden große Angst davor, zu einem Nervenarzt oder Psychologen zu gehen. Sie verbinden damit das Vorurteil, das sei »dann der Anfang, für immer verrückt erklärt zu werden«. Wenn Ihre Barrieren zu groß sind, überwinden Sie sich, zumindest telefonisch Kontakt aufzunehmen. Auch andere Dienste wie die Telefonseelsorge, Die Arche oder Selbsthilfeorganisationen können helfen, die Barriere zu durchbrechen.

3. Schritt: Wahl der Therapieform

Grundsätzlich gibt es viele verschiedene Behandlungsverfahren bei depressiven Erkrankungen. Bei der Auswahl der für Sie geeigneten Therapiestrategie spielt unter anderem Ihr Krankheitsstadium eine entscheidende Rolle. So sieht die Akutbehandlung bei einem besonders quälenden depressiven Zustandsbild anders aus als eine Behandlung, in der es in erster Linie um die Verhinderung eines Rückfalls geht. Es kann sogar notwendig sein, daß Sie stationär, d.h. für einige Wochen in einer Klinik, behandelt werden müssen.

Eine Depressionsbehandlung dauert nur in Ausnahmefällen kurz! In der Regel ist zunächst eine mehrwöchige, zeitaufwendige, gelegentlich recht belastende *Akutbehandlung* notwendig. Belastend deswegen, weil alle Therapieverfahren erst nach einigen Wochen voll wirksam werden und im Falle von Medikamenten mit unangenehmen Begleiterscheinungen verbunden sind. Die Akutbehandlung wird abgelöst von einer mehrwöchigen *Übergangsphase und Stabilisierungsphase* der Gesundung. Je nach Therapieverfahren unterschiedlich intensiv, geht es jetzt darum, die eintretende Besserung zu stabilisieren, z.B. durch die Bearbeitung von alltäglichen und weiter zurückliegenden Problemen, durch Hilfestellungen zur Wiederaufnahme alltäglicher Aufgaben und durch den zusätzlichen Einsatz von therapeutischen Hilfestellungen. Ein zu früher Abbruch in dieser Phase der Behandlung ist leider ein häufiger Schritt in einen Rückfall. Und schließlich wird – besonders wenn die aktuelle Depression nicht die erste Erkrankungsepisode war – auch eine spezifische Zusatzbehandlung (die *Rückfallverhütung*) eingesetzt, in der es um die Verhinderung weiterer Rückfälle geht.

4. Schritt: Durchhalten der Therapie

Eine Depressionsbehandlung geschieht nicht über Nacht. Gerade wenn Sie schon über längere Zeit unter Depressionen gelitten haben und sich viele Teile Ihres Lebens verändert haben, kann eine solche Behandlung

6

Fünf Schritte aus der Depression

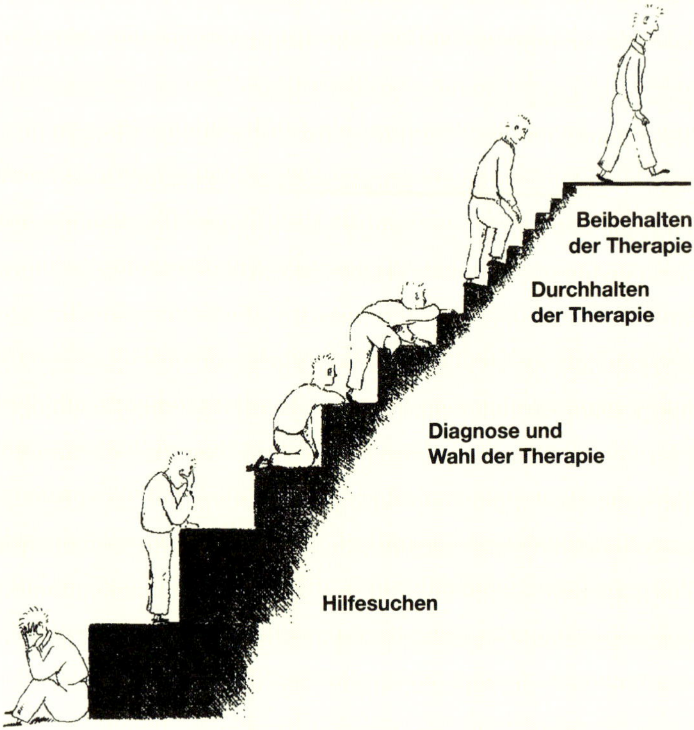

viele Monate andauern. Gerade im Anfangsstadium und in der Akutbehandlung fällt es vielen Betroffenen schwer, den einmal eingeschlagenen Weg nicht wieder abzubrechen. Durchhalten heißt, gerade auch bei Behandlung mit Medikamenten, unangenehme Begleiterscheinungen der Behandlung zu akzeptieren und nicht zu verzweifeln, wenn Probleme oder Rückschritte in der Therapie auftreten. Dies ist für viele besonders schwierig!

Aber auch dann, wenn schon eine deutliche Besserung eingetreten ist und Sie glauben, über den Berg zu sein, ist es wichtig, auf den Rat Ihres Arztes oder Psychologen zu hören und die Therapie, seien es Medikamente oder bestimmte psychotherapeutische Aufgaben, über Monate fortzusetzen. Sonst kann es bald schon wieder zu einem Rückfall kommen.

5. Schritt: Rückfallvorbeugung

Depressionen können wiederkehren; dies passiert bei ungefähr einem Drittel aller Patienten. Häufige Gründe für einen baldigen Rückfall ist das zu frühe Abbrechen einer Therapie. Viele glauben bereits bei einer Besserung, daß sie über den Berg sind, und brechen so die Therapie ab. Sowohl die medikamentöse Therapie wie auch die Verhaltenstherapie muß aber in der Regel noch Monate nach dem ersten Behandlungserfolg beibehalten werden. D.h., daß Sie die Medikamente weiter in der alten Dosierung einnehmen müssen. Aber auch in der Psychotherapie müssen die Übungen und Aufgaben alltäglich fortgesetzt werden, um zu gesunden!

Wie verläuft die Behandlung?

Durchführung der Behandlung

- Die Behandlung kann stationär oder ambulant durchgeführt werden
- Die Behandlung enthält immer Gespräche und eine sogenannte stützende Psychotherapie, die Sie im Alltagserleben unterstützen und ermutigen soll!
- Man kann Depressionen erfolgversprechend mit Medikamenten und anderen körperlichen Verfahren behandeln!
- Man kann Depressionen auch mit Verhaltenstherapie und Psychotherapie behandeln!
- Der Regelfall sollte die Kombination sein!

Machen Sie sich immer wieder klar, daß es verschiedene therapeutische Möglichkeiten gibt. Dieser Rat geht an alle, die vielleicht schon einmal schlechte oder unangenehme Erfahrungen mit psychiatrischen oder psychologischen Einrichtungen gemacht haben. Sollte sich eine einmal gewählte Behandlungsstrategie nach einigen Wochen als nicht erfolgversprechend erwiesen haben, so bestehen vielfache andere Behandlungsmöglichkeiten. Aber auch die gleiche Therapie kann aufgrund der Rahmenbedingungen zu *einem* Zeitpunkt einen ausreichenden Behandlungserfolg bringen, zu einem anderen aber nicht und umgekehrt.

Depressionen können mit verschiedenen Formen von Medikamenten und Psychotherapie behandelt werden. Darüber hinaus gibt es vielfältige Ergänzungen zur Therapie, die auf Ihren konkreten Krankheitsfall zugeschnitten zum Einsatz kommen können. Hierzu zählen die Lichttherapie, die Schlafentzugsbehandlung, die Entspannungstherapie und viele mehr. Wir werden hier nur solche Verfahren besprechen, die wissenschaftlich gesichert sind und auch in der kassenärztlichen Versorgung über den Krankenschein abgerechnet werden können.

Stationäre Therapie. Depressionen können stationär oder ambulant behandelt werden. In einigen Städten besteht auch die Möglichkeit einer sogenannten tagesklinischen Behandlung. Das heißt, daß Sie den ganzen Tag über in Behandlung sind, aber abends nach Hause zurückkehren. Eine stationäre Behandlung wird über Ihren Hausarzt oder einen Facharzt veranlaßt. Sie wird in psychiatrischen Fachkrankenhäusern, Universitätskliniken oder verschiedenartigen Psychotherapeutischen bzw. Psychosomatischen Kliniken durchgeführt. Eine solche stationäre Behandlung wird in der Regel dann veranlaßt, wenn

- Ihre Depression so schwer ist, daß eine kontinuierliche Betreuung zumindest anfangs notwendig ist,
- die Gefahr besteht, daß Ihre Gedanken, sich etwas anzutun, überhandnehmen,
- bisherige ambulante Therapieversuche nur unzureichenden Erfolg gebracht haben oder
- Ihre aktuellen häuslichen Lebensumstände für Ihre Genesung außerordentlich ungünstig sind.

Stationäre Behandlungen dauern in der Regel 8–10 Wochen, in manchen Kliniken einige Wochen länger. Ein Vorteil fast aller stationären Einrichtungen ist, daß verschiedene der im folgenden genannten Therapieverfahren kombiniert angewendet werden. Ein möglicher Nachteil ist, daß oft nach der Therapie der Übergang von der Klinik ins häusliche Umfeld sehr abrupt erfolgt, ohne daß bereits eine ambulante Weiterbetreuung zu Hause gesichert ist.

Ambulante Therapie (Form und Dauer). Die ambulante Therapie, sei es mit Medikamenten, Gesprächen oder mit psychotherapeutischen Verfahren, wird in der Praxis eines Arztes oder Psychologen oder in Ambulanzen durchgeführt. Dabei kann die Dauer der einzelnen Sitzungen ebenso wie die Sitzungshäufigkeit je nach Verfahren, Ihrem Leidensdruck und dem Schweregrad Ihrer Erkrankung sehr unterschiedlich sein. In der medikamentösen Therapie haben Sie in der Regel 1- bis 2mal wöchentlich einen 20minütigen Termin bei einem Nervenarzt oder Psychiater. Später wird die Behandlungshäufigkeit auf 1mal wöchentlich oder

14tägig verringert werden. Die Behandlungsdauer beträgt in der Regel 3 Monate.

In der Psychotherapie hängt die Gestaltung der Therapie sehr von dem gewählten Verfahren ab. In der sogenannten tiefenpsychologischen und psychoanalytischen Therapie erstreckt sich die Behandlung oft über viele Monate, bei bis zu 3 Terminen pro Woche. Dabei wird auch häufig eine Behandlung über Einzel- und Gruppentherapie gewählt. In der Verhaltenstherapie, zu der auch die sogenannte Kognitive Therapie gehört, ist die Therapiedauer zumeist wesentlich kürzer (3 Monate). Auch hier werden oftmals einzel- und gruppentherapeutische Verfahren kombiniert.

Zu betonen ist noch einmal, daß fast alle Verfahren auch kombiniert angewendet werden. Eine medikamentöse Behandlung schließt also keineswegs eine gleichzeitige psychotherapeutische Behandlung beim gleichen Arzt oder bei einem örtlich getrennt arbeitenden Psychologen aus.

Gespräche und Untersuchungen

Unabhängig davon, welche Therapie bei Ihnen angezeigt ist, wird jede Behandlung auch ausführliche *Gespräche* über Ihre Gefühle und Ihr Empfinden mit einschließen. Für die Behandlung ist es wichtig, die möglichen Ursachen und Auslösebedingungen für die Depression herauszufinden und sich mit diesen dann zu befassen. Gerade dies fällt einem aber schwer, wenn man sich noch in einem sehr ausgeprägten Stadium der Depression befindet. Deswegen werden gerade am Beginn einer Behandlung mit Antidepressiva die Gespräche zwar häufiger, aber möglicherweise relativ kurz sein. Dies gilt übrigens oft auch für das akute Stadium in der psychotherapeutischen Behandlung.

Da wir eingangs schon darauf hingewiesen haben, daß viele Depressionen auch durch körperliche Faktoren bedingt sein können, werden möglicherweise auch bei Ihnen eine Reihe von *weiteren ausführlicheren diagnostischen Untersuchungen* notwendig sein. Dazu gehören möglicherweise Blutuntersuchungen, weitere körperliche Untersuchungen und neurologische Zusatzuntersuchungen.

Die Therapie mit Medikamenten und anderen körperbezogenen Verfahren

Medikamente

Es gibt viele verschiedene Medikamente, die sich aufgrund der Depressionsdiagnose und der vorherrschenden Beschwerden bewährt haben. Einige davon sind in Abbildung 7 aufgeführt. (Eine ausführlichere Beschreibung der Medikamente und ihrer Wirkweise finden Sie in Kapitel II dieses Büchleins!)

Am häufigsten ist wohl die Behandlung mit den sogenannten Antidepressiva. Hierbei soll das gestörte Gleichgewicht von Überträgerstoffen im Gehirn wieder normalisiert werden. Bei diesen Medikamenten handelt es sich nicht um Beruhigungsmittel. Diese Medikamente führen auch nicht zu einer Abhängigkeit. Sie helfen zumeist bei fast allen Formen der Depression, unabhängig vom Anlaß und der derzeitigen Form der Depression.

Aber auch andere Medikamente haben sich bei Vorliegen bestimmter Probleme bewährt. Hierzu gehören die zumeist kurzfristig eingesetzten Tranquilizer (Beruhigungsmittel) und seltener Hypnotika (Schlafmittel, die allerdings in der Regel durch sedierende Antidepressiva ersetzt werden), das Lithium und die Neuroleptika.

Die Antidepressiva (trizyklische Antidepressiva und Serotonin-Reuptake-Hemmer)

Die Wirkweise dieser Medikamente ist langsam, d.h., Sie werden nicht gleich nach Einnahme eines Medikaments eine Verbesserung spüren. Im Gegenteil können zuerst unangenehme Begleiterscheinungen (sogenannte Nebenwirkungen) auftreten. Hierzu gehören Mundtrockenheit und verschwommenes Sehen. Diese Wirkungen zeigen an, daß das Medikament wirkt! Deshalb ist es wichtig, trotzdem die Behandlung durchzuhalten.

Erst wenn Sie 2 oder 3 Wochen lang kontinuierlich die vorgeschriebene Dosis einnehmen, können die Wirksubstanzen der Antidepressiva zu einer Wiederherstellung des Gleichgewichts der Überträgerstoffe führen. Erst dann ist die Wahrscheinlichkeit groß, daß Sie sich weniger angespannt,

Medikamente in der Depressionstherapie

Trizyklische Antidepressiva

Serotonin-Wiederaufnahme-Hemmer/SRRI

Lithium

Tranquillizer

Seltener: Hypnotika

Seltener: Neuroleptika

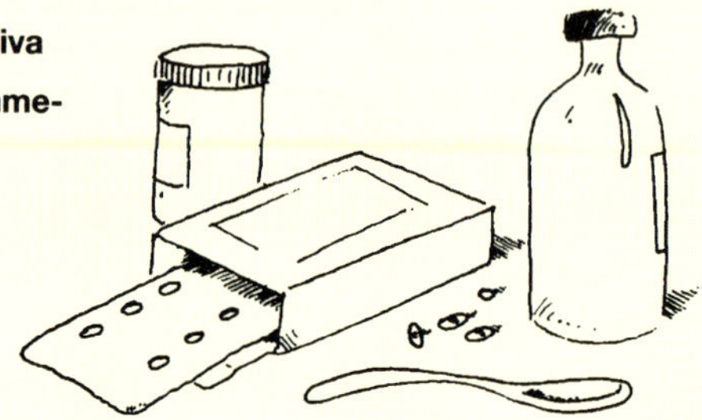

weniger elend und durch depressive Gedanken weniger beeinträchtigt fühlen.

Da das Medikament zirka 2–3 Wochen braucht, bevor es wirksam wird, ist es wichtig, in dieser Zeit nicht den Mut und die Geduld zu verlieren. In manchen Fällen wird bei Ihnen auch durch regelmäßige Blutkontrollen festgestellt werden, ob die Medikamente bereits in einer wirksamen Menge im Blut verfügbar sind. Da jeder Mensch eine andere körperliche Ausstattung hat, kann die gleiche Dosis bei manchen Patienten mit einer hinreichenden Verfügbarkeit im Körper verbunden sein, bei anderen Patienten hingegen ist eine wesentlich höhere Dosis nötig, um die wirksame Menge im Blut zu erzielen.

Was Sie bei der Anwendung von Antidepressiva beachten sollten

- Antidepressiva wirken langsam! Erste Besserungen treten erst nach etwa 3 Wochen kontinuierlicher Einnahme ein. Verlieren Sie daher nicht Ihren Mut und Ihre Geduld!
- Halten Sie sich mit Dosierung und Einnahmezeiten genau an den Rat Ihres Arztes.
- Es können anfänglich unangenehme Nebenwirkungen eintreten. Diese sind aber meist nicht schwerwiegend und verschwinden im Verlauf der Therapie.
- Manchmal ist auch ein Wechsel des Präparats erforderlich.

Oft ist es auch so, daß Sie selbst noch keine Veränderung merken, daß Ihre Familie, Ihre Freunde und Ihr Arzt jedoch schon erste Zeichen der Verbesserung feststellen können. Für Sie persönlich gilt es, die Medikamente so einzunehmen, wie es der Arzt vorschlägt und *nicht zu früh mit der Einnahme der Medikamente aufzuhören* sowie *auf keinen Fall ohne Absprache mit dem behandelnden Arzt die Dosis selbst zu verändern.*

Wie jedes wirksame Medikament haben auch Antidepressiva unerwünschte Begleiterscheinungen. Häufig sind z.B. Übelkeit, Mundtrockenheit und Schwindelgefühle. Hierzu finden Sie auf den Merkblättern S. 62 und S. 64 einige weitere Informationen. Diese unangenehmen Begleiterscheinungen sind in der Regel leichterer Natur und verschwinden im Verlauf der Therapie Schritt für Schritt. Sollten die Nebenwirkungen aber zu störend und von Ihnen nicht zu ertragen sein, kann Ihr behandelnder Arzt gegebenenfalls die Dosierung verändern oder das gewählte Antidepressivum durch ein anderes ersetzen. Dies gilt übrigens auch, wenn eine Besserung nach mehreren Wochen der Therapie ausgeblieben ist oder sogar eine Verschlechterung der Symptome zu beobachten ist.

Lithium

Dieses Medikament wird möglicherweise dann verschrieben, wenn Sie unter häufig wiederkehrenden depressiven Phasen leiden. Ein anderer häufiger Einsatzbereich sind die Bipolaren Erkrankungen, bei denen manische und depressive Erkrankungsepisoden vorkommen. Lithium wird häufig als Dauerbehandlung zur *Vorbeugung* erneuter Krankheitsphasen gegeben.

Andere Medikamente: Beruhigungsmittel und Neuroleptika

Schlaf- und Beruhigungsmittel werden auch Tranquilizer und Hypnotika genannt. Ihre erwünschten Wirkungen sind Entspannung, Angstlösung, Schlaferleichterung, Muskelentspannung sowie Dämpfung des depressiven Erlebens. Sie werden bei manchen Patienten zusätzlich zur Verbesserung quälender Schlafstörungen sowie zur Verminderung quälender Grübeleien eingesetzt. Hilfreich können sie auch sein bei den Depressionen, die durch eine stark ausgeprägte innere Unruhe gekennzeichnet sind. Grundsätzlich gilt jedoch, daß diese Mittel immer nur kurzzeitig eingesetzt werden, daß sie sozusagen als »Krücke« zur Überbrückung von Krisen in der Anfangszeit der Depressionstherapie dienen.

Neuroleptika werden fast ausschließlich zur Behandlung depressiver Phasen mit psychotischen Merkmalen eingesetzt, wie z.B. Schuld- und Versündigungsideen.

Allgemeine Hinweise zur medikamentösen Therapie

Wechsel der Dosis und Präparate: In einigen Fällen wird es aufgrund der Krankheitsverlaufs notwendig sein, Dosisveränderungen vorzunehmen oder sogar auf ganz andere Präparate umzusteigen. Dies ist kein Grund zur Beunruhigung!

Für den Erfolg der Therapie ist es besonders wichtig, daß Sie selbst Ihre Symptome genau beobachten und *dem Arzt möglichst alle Veränderungen regelmäßig berichten.* Er kann am Eintreten der verschiedenen Wirkungen, gewünschten wie auch unerwünschten, besser beurteilen, ob die Dosierung bereits optimal gewählt ist oder ob möglicherweise Veränderungen notwendig sind. Selbst wenn Sie bereits beginnen, sich besser zu fühlen, sollten Sie die Behandlung so lange fortsetzen, bis es Ihr Arzt anders empfiehlt. Die Medikamente schützen Sie davor, wieder in die Depression zurückzufallen.

Parallel zur medikamentösen Therapie wird Ihr Arzt in der Regel mit Ihnen Gespräche führen und so versuchen, die Gründe für Ihre depressive Erkrankung besser herauszuarbeiten. Gleichzeitig wird er Sie ermutigen und Ihnen Hilfestellungen und Anregungen für die konkrete Alltagsplanung und die Aufnahme Ihrer normalen beruflichen und haushaltsbezogenen Aufgaben zu vermitteln versuchen.

Ein wichtiger, die Genesung fördernder Aspekt in der ambulanten Behandlung mit Medikamenten sind die regelmäßigen Gesprächstermine. Auch wenn Sie den Eindruck haben, daß die Gesprächsdauer oft zu kurz ist, haben diese Termine doch auch einen wichtigen Nebeneffekt. Ihr Leben bekommt gerade dann, wenn Sie vorher fast völlig arbeits- und leistungsunfähig waren, wieder Struktur. Sie müssen aufstehen, kommen raus und werden mit der Außenwelt konfrontiert. Deswegen sollten Sie diesen Nebeneffekt bewußt nutzen.

Andere somatische Verfahren

Ein weiteres, zumeist nur in stationären Einrichtungen eingesetztes Verfahren ist der *Schlafentzug.* Dabei wird in der Regel 2mal pro Woche Ihr Schlaf bzw. das Einschlafen durch ein striktes Beschäftigungsprogramm ganz verhindert. Gelegentlich wird zusätzlich durch die nächtliche Registrierung ihrer körperlichen und hirnelektrischen Aktivität (durch sogenannte somnographische Aufzeichnungen) versucht, Anomalien der Schlafstruktur aufzudecken, die sich als depressionsfördernd erwiesen haben. Diese somnographischen Aufzeichnungen werden zumeist in spezialisierten Schlaflabors von Kliniken durchgeführt.

Die *Lichttherapie* findet bevorzugt bei solchen Patienten Einsatz, bei denen eine jahreszeitliche Bindung depressiver Phasen diagnostiziert wurde.

In seltenen, besonders schwerwiegenden Fällen, bei denen die oben genannten Therapiemaßnahmen keine ausreichende Besserung gebracht haben, wird ferner auch die *Heilkrampfbehandlung* eingesetzt. Sie wird ausschließlich in Kliniken durchgeführt.

Die Therapie mit psychotherapeutischen Verfahren

Die Verhaltenstherapie, eine Form von Psychotherapie, ist eine zweite, den Medikamenten in der Wirksamkeit oft gleichgestellte Behandlungsform. Allerdings setzt sie ein höheres Maß an Handlungsfähigkeit voraus, das bei schwergradigen Depressionen nicht immer gegeben ist. In solchen Fällen ist die Kombination mit Medikamenten oder gar eine stationäre Behandlung anzuraten. Auch wenn Gedanken an Suizid Sie quälen oder wenn Sie an einer wahnhaften Depression leiden, sollte grundsätzlich eine medikamentöse Therapie, gegebenenfalls in einer Klinik, erwogen werden.

Ähnlich wie bei den Medikamenten gibt es bei der Psychotherapie sehr unterschiedliche Vorgehensweisen. Zu den wissenschaftlich gut nachgewiesenen und am häufigsten angewandten Methoden gehören verschiedene Formen von Verhaltenstherapie sowie in jüngerer Zeit auch die sogenannte Interpersonale Therapie, die allerdings noch nicht weit verbreitet ist. Tiefenpsychologisch fundierte Verfahren, zu denen auch die seltener angewandte Psychoanalyse gehört, werden eher im Anschluß an eine medikamentöse oder verhaltenstherapeutische Akutbehandlung in Frage kommen, nicht jedoch im Akutstadium.

Nur ergänzend und in Ausnahmefällen sind unserer Meinung nach alle anderen psychotherapeutischen Verfahren zu empfehlen, wie z.B. die Gesprächstherapie, die Gestalttherapie, andere Verfahren der humanistischen Psychologie sowie die familientherapeutischen Ansätze.

Wirksame psychotherapeutische Verfahren

- Verhaltenstherapeutische Verfahren
- Tiefenpsychologische Verfahren
- In Ausnahmefällen andere Psychotherapieverfahren

Verhaltenstherapie

Verhaltenstherapeutische Verfahren sind neben den Medikamenten die am weitesten verbreitete Behandlungsmethode bei Depressionen. Unter dem Begriff »Verhaltenstherapie« versteht man ein sehr breites Spektrum verschiedenster psychologisch begründeter Vorgehensweisen und Techniken. Der behandelnde Therapeut – zumeist ein Klinischer Psychologe – wird diese aufgrund einer vorbereitenden Verhaltensanalyse auf Ihren konkreten Fall optimiert auswählen und durchführen.

Eine Verhaltenstherapie läuft in Stufen ab. (Eine genauere Beschreibung der Wirkweise und Methoden finden sie im zweiten Kapitel dieses Büchleins!) Entsprechend Ihrer Problemlage gibt es eine Vielzahl von Verfahren, die im Rahmen einer Einzel- und einer Gruppentherapie eingesetzt werden können.

1. Stufe: Verhaltensanalyse

Alle verhaltenstherapeutischen Methoden zur Depressionsbehandlung basieren auf vorherigen Gesprächen. In diesen wird für den einzelnen Patienten in wenigen Sitzungen geklärt, welche Eigenschaften der Person, welche Ereignisse und Lebensbedingungen die Symptome ausgelöst haben und – wichtiger – aufgrund welcher Bedingungen sie aktuell bestehen und aufrechterhalten werden. Dieses Verfahren, das sich über zirka 5 Behandlungssitzungen von je etwa einer Stunde hinzieht, wird »Verhaltensanalyse« genannt. Eine wichtige Hilfe können dabei sogenannte *Selbstbeobachtungsverfahren,* wie ein Depressionstagebuch, sein. In einem solchen Tagebuch schreiben Sie Ihre alltäglichen Aktivitäten nieder, zusammen mit einer Beurteilung Ihres Stimmungszustands (siehe auch Seite 78/79 und Anhang). So findet man bereits früh in der Therapie heraus, welche Umstände und Situationen die Depression bessern und welche Ihre Depression schlimmer werden lassen.

Die 5 Stufen einer Verhaltenstherapie

1. ***Verhaltens- und Bedingungsanalyse:*** Was hat bei mir die Depression ausgelöst? Welche sind die derzeitigen Bedingungen, die mich depressiv machen? Welche Aktivitäten machen mich depressiv? Welche verbessern meine Stimmungslage? (Tagebuch)
2. ***Aktivierung und Tagesstrukturierung:*** Welche Veränderungen kann ich in meinem alltäglichen Aktivitätenplan herbeiführen? Wie verändert dies meine Gedanken und Gefühle? Wie und mit welchen Hilfen kann ich lernen, aktiver zu werden?
3. ***Denkmuster und Einstellungen:*** Welche Gedanken machen mich depressiv? Wie kann ich den automatischen negativen Gedanken entrinnen? Wie schaffe ich es, vom Pessimisten zum Realisten zu werden?
4. ***Aufarbeiten von Defiziten:*** Wie kann ich lernen, selbstsicherer und selbstbewußter zu werden; entspannter und gelassener auf bestimmte Anforderungen zu reagieren? Wie kann ich wieder Freundschaften schließen, mit meinem Partner besser umgehen? Wie kann ich lernen, mit meinem Verlust umzugehen und eine neue Lebensperspektive zu finden?
5. ***Rückfallvorbeugung:*** Wie kann ich eine weitere depressive Episode vermeiden?

2. Stufe: Aktivierung und Tagesstrukturierung

Eine Verhaltenstherapie bezieht alle Bereiche ein, die von der Depression betroffen sind: Ihren Körper, Ihre Gedanken und Gefühle sowie all das, was Sie praktisch tun, sei es allein oder mit anderen. In der 2. Stufe wird Ihr Therapeut zumeist versuchen, *Ihren Tagesablauf zu strukturieren und Sie zu verschiedenen Tätigkeiten zu aktivieren.* Er wird Ihnen mit verschiedenen Methoden Anregungen geben und Aufgaben stellen, die dazu führen, daß Sie körperlich aktiver werden, daß Sie mit einer wachsenden Zahl von alltäglich wichtigen Tätigkeiten und – mit der Zeit – auch mit als angenehm empfundenen Tätigkeiten beschäftigt sind. Denn in der Regel ist so bereits schnell eine erste Erleichterung und Besserung erzielbar, die Ihnen ein erstes kleines Erfolgserlebnis vermittelt und Sie ermutigt, weiterzumachen.

Wie Sie bereits vorher gelesen haben, hängen die bei der Depression auftretenden körperlichen Veränderungen, Gedanken und Gefühle eng mit dem zusammen, was Sie gerade tun. Das bedeutet, daß die Niedergeschlagenheit und Bedrückung, die Sie empfinden, sowohl durch Ereignisse und Ihr Verhalten im Alltagsleben, als auch durch immer wieder auftretende negative Gedanken verschlimmert wird. Sie sollen in der Therapie herausfinden, daß es sich dabei häufig um *automatisch ablaufende Gedanken und »Selbstgespräche«* handelt, die Ihre Depression ungünstig beeinflussen und verschlimmern können. Mit Hilfe der Tagesstrukturierung und der praktischen Übungen lernen Sie, Ihre Erfahrungen realitätsnäher zu bewerten. Diese Übungen geben Ihnen zudem Struktur und Aktivierung!

3. Stufe: Ungünstige Einstellungen und Auffindung depressionstypischer Denkschemata

In dieser Phase, die sich in der Regel mit der 2. Stufe überlappt, wird Ihr Therapeut mit sogenannten kognitiven Übungen versuchen, wenig hilfreiche Denkschemata herauszuarbeiten, die bei der Depressionsspirale eine entscheidende Rolle spielen. Es geht dabei weniger um die Aufdeckung und Bearbeitung von weit zurückliegenden Ereignissen, Belastungen und frühkindlichen Traumata als vielmehr um die Bearbeitung Ihres jetzigen Denkens und Fühlens. Der Therapeut benutzt dazu hausaufgabenähnliche Übungen, bei denen konkret aufgeschrieben wird, welche Aktivität mit welcher Stimmung oder Emotion verbunden ist. Damit wird angestrebt zu verdeutlichen, welche Veränderungen in Ihren Gefühlen bestehen und in welchen Situationen Sie eher mehr bzw. eher weniger depressiv sind. Sie können dadurch lernen, solche Situationen und Aktivitäten aufzusuchen, die für Sie mit einer besseren Stimmung einhergehen, um die Häufigkeit derartiger Aktivitäten zu erhöhen.

Die auch »Kognitive Therapie« genannte Verhaltenstherapie geht davon aus, daß in der Depression unser Denken über uns selbst, die Welt im allgemeinen und in bezug auf andere negativ ist. Durch diese »kognitive Trias« (Abb. 8) kommt es kaum noch zu einem angenehmen, stimulierenden Austausch mit der Umwelt, was uns wiederum trauriger und deshalb noch hoffnungloser und weniger aktiv werden läßt.

8

Wie kommt es zu einer Depression?

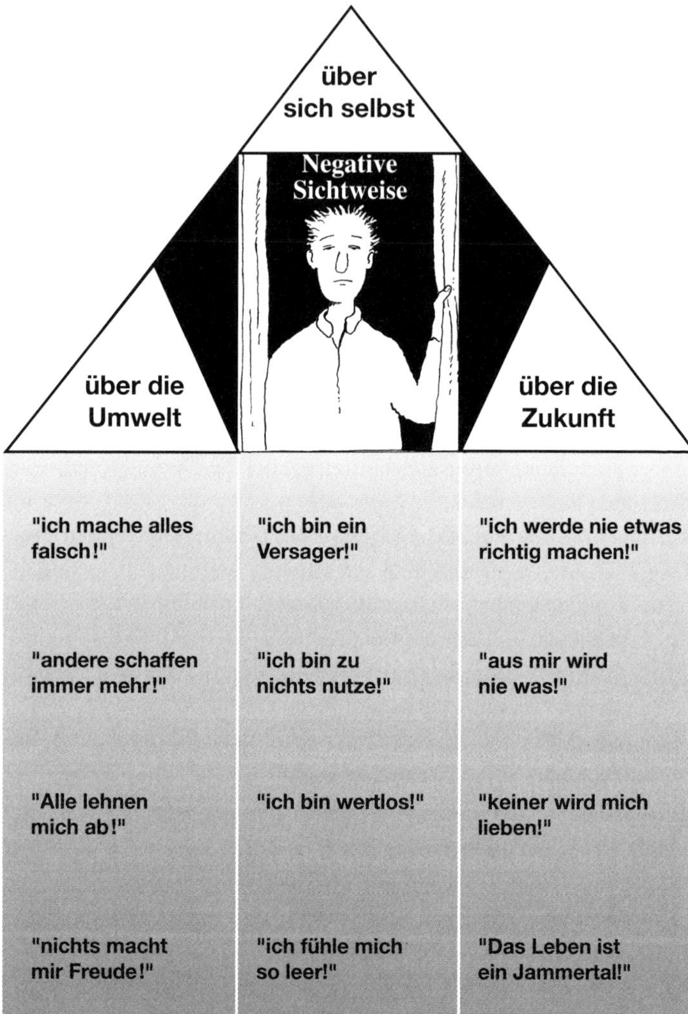
über
sich selbst
Negative
Sichtweise
über die
Umwelt
über die
Zukunft
"ich mache alles
falsch!"
"ich bin ein
Versager!"
"ich werde nie etwas
richtig machen!"
"andere schaffen
immer mehr!"
"ich bin zu
nichts nutze!"
"aus mir wird
nie was!"
"Alle lehnen
mich ab!"
"ich bin wertlos!"
"keiner wird mich
lieben!"
"nichts macht
mir Freude!"
"ich fühle mich
so leer!"
"Das Leben ist
ein Jammertal!"

4. Stufe: Aufarbeitung von Defiziten

Darüber hinaus berücksichtigt die Verhaltenstherapie aber auch viele andere Problembereiche, die möglicherweise weitgehend unabhängig von der Depression bestehen oder bestanden haben. So wird der Therapeut bei Patienten mit tiefgreifenderen Problemen im Umgang mit anderen z.B. Rollenspiele und Kommunikationsübungen anbieten, damit die Patienten erfahren und lernen, wie man sich besser in andere einfühlen kann. Aber auch gemeinsame Gespräche mit Ihrem Lebenspartner, Übungen und Aufgaben zum besseren Umgang mit Alkohol und anderen Drogen oder das Einüben der Bewältigung von Schmerz und von Auswirkungen körperlicher Erkrankungen können zu einer Verhaltenstherapie der Depression gehören. Besonders gegen Ende der Therapie werden hier allgemeine und Ihre gesamte Lebensführung betreffende Bereiche berücksichtigt; hierzu gehören Übungen zum Training der Selbstsicherheit und des emotionalen Ausdrucks, Techniken zur Streßbewältigung und das Erlernen von Entspannungs- und Streßbewältigungsmethoden.

5. Stufe: Rückfallvorbeugung

Den Abschluß einer Verhaltenstherapie bildet immer die Rückfallvorbeugung. Hier wird der Therapeut mit Ihnen besprechen, an welchen Merkmalen Sie frühzeitig einen drohenden Rückfall erkennen können und wie Sie langfristig durch kognitive Übungen, Tagesstrukturierung und Verhaltensregeln eine neuerliche depressive Episode verhindern können.

- **Verhaltenstherapie und Medikamente sind kein Gegensatz!**

Bitte bedenken Sie abschließend, daß *Verhaltenstherapie und medikamentöse Therapie keine Gegensätze* sind. Beide Verfahren lassen sich im Gegenteil gut in Kombination durchführen. Die Medikamente helfen Ihnen dabei, aus Ihrem aktuellen Tief herauszukommen und stabilisieren Sie emotional so weit, daß Sie mit einer psychologischen Therapie beginnen können. In der Psychotherapie geht es mehr darum, die für Sie wichtigen Lebensereignisse miteinzubeziehen, und die Verhaltenstherapie zielt darauf ab, Ihnen Mittel an die Hand zu geben, wie Sie Ihre Probleme aktuell und langfristig so lösen können, daß Sie aus Ihrer Depression herauskommen bzw. keinen Rückfall mehr erleiden.

Verhaltenstherapie wird zumeist von Diplom-Psychologen angeboten, die aufgrund ihrer Ausbildung von den Krankenkassen als Verhaltenstherapeuten anerkannt sind. Die Kosten werden nach einem Gutachterverfahren, das der Behandlung vorausgeht, von den Kassen über Ihren Krankenschein abgerechnet; bei manchen Klinischen Psychologen gelten Sonderregelungen, die über Ihre Kasse zu erfragen sind. Immer häufiger bieten auch ärztliche Psychotherapeuten diese Behandlungsform an. Eine Liste der zugelassenen Verhaltenstherapeuten ist über die Kassenärztliche Vereinigung zu beziehen.

Tiefenpsychologische Verfahren

Hauptziel einer tiefenpsychologisch orientierten Psychotherapie ist es, über Gespräche den lebensgeschichtlichen Bezug der Depression unter Berücksichtigung der Gesamtentwicklung zu erhellen und zu bearbeiten. Dazu wird im Gespäch auch versucht, die frühe Kindheit und Jugend zu besprechen. Außerdem werden kränkende Schlüsselereignisse und chronische Belastungen in bestehenden Beziehungen besprochen, um die jetzige depressive Reaktion verstehen zu können. Ein Kernziel dieser Verfahren ist es häufig, die eigene Persönlichkeitsstruktur zu erkennen und damit gegebenenfalls Veränderungen derselben einzuleiten. Beispiele für depressionskritische Merkmale sind dabei die Neigung zum Überperfektionismus, erhöhte Leistungsorientiertheit usw., also hochgesteckte Ziele, an denen man leicht scheitern kann.

Psychoanalytische Therapien sind ähnlich wie die oben besprochenen Verfahren keine homogene Gruppe. Vielmehr unterscheiden sich die Vorgehensweisen von Therapeut zu Therapeut außerordentlich. Alle Verfahren gehen aber davon aus, daß Depressive ein hohes Bedürfnis nach Zuwendung haben, eine erhöhte Verletzlichkeit des Selbstwertgefühls aufweisen und die Tendenz zu Selbstentwertung in sich tragen. In bezug auf Beziehungen zu anderen ist eine zu enge Beziehungsgestaltung mit der Unfähigkeit, sich zu trennen, kennzeichnend. In der Therapie wird also über Gespräche mit dem Therapeuten versucht, früher verdrängte Gefühle wieder hervorzuholen, in der Therapie nachzuholen und neu zu lösen.

Derartige Behandlungen werden von besonders ausgebildeten und speziell gekennzeichneten Psychotherapeuten in Einzel- und Gruppentherapie durchgeführt (Zusatzbezeichnung Psychoanalye auf dem Arztschild). Die Behandlungen erstrecken sich oft über viele Monate und Jahre und erfordern zu Beginn ein spezielles Antragsverfahren.

Beachten Sie bitte: Wir empfehlen aufgrund wissenschaftlicher Untersuchungen in erster Linie die verhaltenstherapeutischen und die medikamentösen Verfahren zur Akutbehandlung. Tiefenpsychologische Verfahren – mit Ausnahme der in Deutschland allerdings noch selten eingesetzten Interpersonellen Therapie – sind unserer Meinung nach eher *nach* dem Abklingen des Akutstadiums angezeigt!

Was kann man selbst tun?

Der Gang zum Hausarzt, zu einem Facharzt, Psychiater oder Psychotherapeuten kann häufig der erste Schritt zu einer Besserung der Depression und zu einer Lösung der Problematik sein. Gerade zu Beginn der Erkrankung kann dieser Kontakt relativ häufig (mehrmals pro Woche) stattfinden. Dabei können manchmal auch kurze Telefongespräche zur Überwindung quälender Gedanken, zur Stärkung des Selbstwertgefühls, aber auch bei Problemen im Umgang mit Medikamenten hilfreich sein.

Bedenken Sie jedoch bitte, daß der Weg aus Ihrer Erkrankung heraus immer in kleinen Schritten erfolgt und stark von Ihnen selbst abhängt. Auch der beste Therapeut kann Ihnen allein ohne Mithilfe und Selbstverantwortung keine Besserung vermitteln. Nehmen Sie sich deshalb nicht zuviel auf einmal vor und versuchen Sie, Schritt für Schritt aus der Depression herauszukommen.

Darüber hinaus gibt es einige allgemeine Hinweise, die sich im Umgang mit Depressionen bewährt haben und mit denen Sie sich selbst helfen können:

1. Ihr Hauptziel muß es werden, sich ganz *kleine und überschaubare Ziele* zu setzen, um so zunächst einmal den Teufelskreis aus körperlicher Lähmung und Passivität, Grübelneigung, Hoffnungslosigkeit und negativer Zukunftserwartung durch kleine Aktivitäten und Aufgaben aus dem alltäglichen Bereich zu durchbrechen. Nur so lassen sich erste Erfolgserlebnisse erzielen! Haben Sie also – auch wenn es Ihnen schwerfällt – Geduld!
2. In der Depression sind Sie nicht mehr so leistungsfähig wie früher! Erwarten Sie es deshalb auch nicht und setzen Sie sich leichter erreichbare Ziele, die Sie sicher schaffen. Und wenn es nicht klappt, bestrafen Sie sich nicht innerlich für Ihr Versagen. Seien Sie eher gut zu sich selbst und sagen sich »es ist die Depression!«. Loben Sie sich für Dinge, die Sie noch können, anstatt sich für die Dinge, die nicht mehr gehen, zu bestrafen!

9

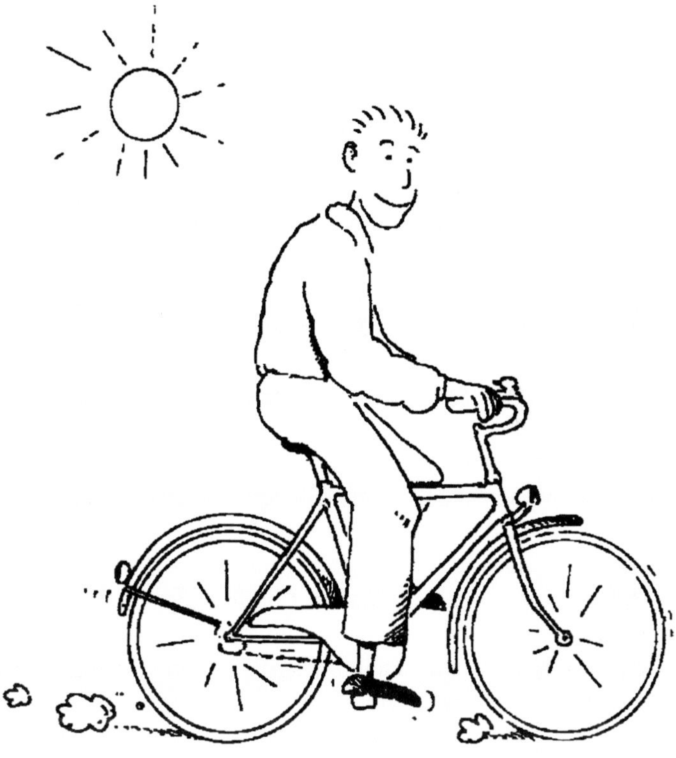

3. Fortschritte werden nur schrittweise erreicht. Vor allem zu Beginn der Therapie ist es entscheidend, daß Sie lernen, auch *kleine Veränderungen als ersten Erfolg* ansehen zu können. Die Heilung und Therapie der Depression verläuft nie direkt von schwarz nach weiß – der Weg über die Graustufen gehört dazu!

4. *Überwinden Sie sich zu körperlichen Aktivitäten!* Sehr ungünstig ist es für den Verlauf der Depression, wenn Sie nicht aktiv sind, sondern sich zurückziehen, im Bett bleiben oder sich ganz nach außen abschotten. Versuchen Sie, auch wenn es Ihnen extrem schwer fällt, aus Ihrer Wohnung zu gehen. Nehmen Sie sich kleine notwendige Besorgungen vor. Machen Sie diese in Form von kleinen Spaziergängen, Fahrradfahren oder ähnlichem. *Betätigen Sie sich soviel wie möglich* körperlich und halten Sie sich fit. Sie werden merken, daß sich dies auch auf Ihren Schlaf positiv auswirkt. *Bleiben Sie nicht zuviel und zu lange im Bett.* Auch wenn Sie nicht einschlafen können, versuchen Sie nicht, den Schlaf zu erzwingen. Stehen Sie lieber auf, statt zu grübeln. Lesen Sie, hören Sie Radio, folgen Sie dem Fernsehprogramm und gehen Sie so häufig wie möglich raus aus dem Bett. Auch wenn Sie nicht schlafen können, so entspannt sich doch Ihr Körper auch im Sitzen.
5. *Machen Sie konkrete Pläne zur Ausgestaltung des Tages* oder auch sogar der ganzen Woche. Gehen Sie dabei Schritt für Schritt vor. Denken Sie daran, daß auch kleine Alltagsaktivitäten, wie Zeitunglesen, Hausarbeit, Basteln sowie Einkaufen, wichtige Schritte sind. Es wird Ihnen helfen, von schmerzhaften Empfindungen Abstand zu gewinnen, und Sie werden sich weniger hilflos vorkommen. Nur wenn Sie sich von Ihren negativen Gefühlen völlig vereinnahmen lassen, werden Sie sich noch depressiver fühlen.
6. Viele Betroffene empfinden es als hilfreich, aus einer Liste von vielen Aktivitäten diejenigen herauszusuchen, die zumindest nicht unangenehm sind. Das Durcharbeiten dieser Liste (siehe Anhang) kann zusammen mit einem *Aktivitätenplan* viele Anregungen geben!
7. *Nehmen Sie Ihre depressiven Gedanken nicht für bare Münze!* Die Depression läßt oft alles hoffnungslos und negativ erscheinen. Dies ist nicht die Realität! Die Wirklichkeit wird durch Katastrophenphantasien, Selbstbeschuldigungen und Schwarzmalerei überlagert. Sagen Sie sich in solchen Situationen immer wieder so schnell wie möglich »Aus mir spricht wieder die Depression!« Dies hilft Ihnen eher und schneller, den Teufelskreis des Schwarzmalens zu unterbrechen!

Was kann man selbst tun? – 10 Regeln zur Besserung!

1. Setzen Sie sich grundsätzlich nur kleine überschaubare Ziele! Haben Sie Geduld!
2. Tun Sie möglichst Dinge, die Sie gut können und sicher erreichen!
3. Erleben Sie auch das Erreichen kleiner Ziele als einen ersten Erfolg!
4. Betätigen Sie sich so viel, wie es Ihnen möglich ist, körperlich! Bleiben Sie nicht im Bett! Stehen Sie soviel wie möglich auf!
5. Planen Sie jeden Tag im vorhinein möglichst genau (Stundenplan anlegen).
6. Legen Sie eine Liste von eher leicht angenehmen täglichen Routineaufgaben an und arbeiten Sie diese im Stundenplan ab.
7. Nehmen Sie Ihre depressiven Gedanken nicht für bare Münze!
8. Bekämpfen Sie Ihre Neigung, sich zurückzuziehen! Machen Sie mit in die Krankheit Eingeweihten kleine Unternehmungen.
9. Ernähren Sie sich gesund!
10. Bemühen Sie sich um Hilfe bei Psychiatern oder Psychologen.

8. *Versuchen Sie möglichst, mit einem in ihre Krankheit eingeweihten Freund/einer Freundin kleinere Unternehmungen zu machen,* auch wenn Sie diese anfangs vielleicht als wenig erfreulich erleben. Gerade der Rückzug von allen Aktivitäten mit anderen ist oft depressionsfördernd.
9. *Versuchen Sie, sich gesund zu ernähren.* Viele Menschen mit Depressionen leiden unter Gewichtsverlust und somit unter Mineral- und Vitaminmangel, was wiederum die Depression verstärkt. Frisches Obst und Gemüse sind im allgemeinen zu empfehlen. Versuchen Sie, *Alkoholkonsum* zu *vermeiden.* Alkohol kann zwar vorübergehend Ihre Sorgen erleichtern, aber sie auch förmlich ertränken. Dies ist nur ein kurzzeitiger Effekt und keine Lösung. Alkohol schadet vielmehr der körperlichen Gesundheit. Sie werden sich nach dem Abklingen des Alkoholeffekts noch deprimierter fühlen und sich größere Schwierigkeiten bereiten, die richtige Unterstützung für Ihr Problem zu erhalten.

Weiterhin sollte Alkohol auf keinen Fall zusammen mit Antidepressiva eingenommen werden, da sich sonst aufgrund der Wechselwirkungen ungewünschte körperliche und psychische Effekte einstellen können.

Das Leben nach der Depression – Rückfallvorbeugung

Eine Behandlung mit Antidepressiva erstreckt sich in der Regel über mindestens 3 Monate. Die meisten Patienten müssen aber Medikamente auch nach Abklingen der Symptome für weitere 6 Monate oder noch länger einnehmen, um ihren Zustand zu stabilisieren und einem Rückfall vorzubeugen.

Eine Verhaltenstherapie erstreckt sich in der Regel über einen ähnlich langen Zeitraum, wobei Sie auch hier nach 4–8 Wochen Therapie bereits viele Verbesserungen feststellen können. Gerade weil die Behandlung der Depression sich über mehrere Wochen erstreckt und auch nach Abklingen der Symptomatik weitere Behandlungsschritte notwendig sind, ist es wichtig, daß Sie die mit Ihrem Therapeuten/Arzt vereinbarten Therapieschritte genau einhalten.

Langfristig gesehen wird es darauf ankommen, möglichst viele der Situationen und Bedingungen herauszufinden, die möglicherweise zu Ihrer Depression geführt haben. *Deshalb beenden Sie Ihre Behandlung auch nach vollem Abklingen der Probleme* **nicht** *sofort!* Gehen Sie weiter zu Ihrem Therapeuten, bis die Behandlung zu einem befriedigenden Abschluß gekommen ist, um eine mögliche weitere depressive Phase zu vermeiden.

Rückfallvorbeugung kann sowohl medikamentös wie auch psychotherapeutisch erfolgen – oft auch kombiniert. Besonders wenn Sie bereits mehr als eine depressive Erkrankung durchgemacht haben oder ihre Depression durch chronische Lebensbelastungen mit ausgelöst wurde, ist eine Rückfallvorbeugung unbedingt erforderlich.

Bei der medikamentösen Rückfallvorbeugung geht es zumeist darum, die Einnahme der verschriebenen Medikamente oft über Jahre hinweg fortzusetzen. Damit soll erreicht werden, daß sich Ihr Stoffwechsel (siehe hierzu die ausführlicheren Erklärungen in Teil II) so stabilisiert, daß Sie nicht

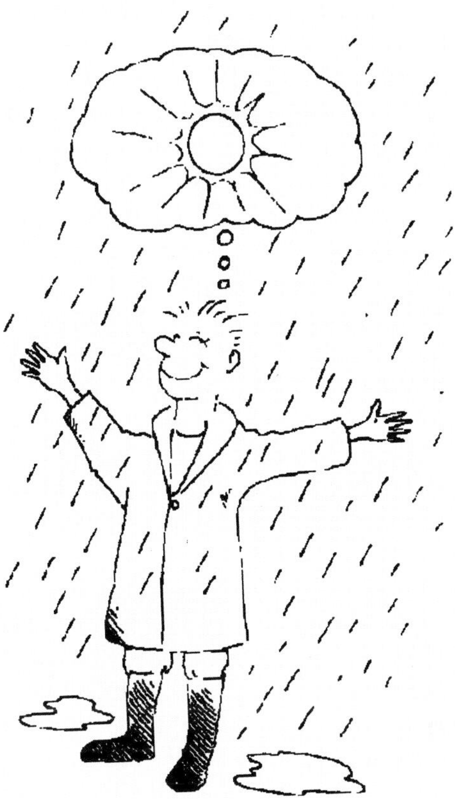

mehr so anfällig für neue Krankheitsphasen sind. Zumeist geschieht die Rückfallvorbeugung über Antidepressiva oder Lithium. Zusätzlich wird Ihr Arzt auch häufig unterstützende psychotherapeutische Gespräche mit Ihnen führen, um frühzeitig in Krisensituationen die Dosis erhöhen zu können und Ihnen Hilfen bei Alltagsproblemen anzubieten.

Häufig wird Ihnen auch dazu geraten, spezielle psychologische Rückfall-Vorbeugungsprogramme zu besuchen. Diese sind in der Regel Teil einer kognitiv-verhaltenstherapeutischen Behandlung. Sie haben erstens zum Ziel, Ihnen Techniken zu vermitteln, die Ihnen den Umgang mit solchen Problemen erleichtern, die Ihre Depression bedingen oder aufrechterhalten. Zweitens sollen Sie lernen, Frühzeichen einer neuen Depression rechtzeitig zu erkennen, bevor sich das Vollbild einer Depression entwikkelt.

Überblick zu Kapitel II

Übersicht

1. Was Sie über die Wirkweise von Medikamenten wissen sollten
2. Was Sie über psychologische Behandlungsverfahren wissen sollten
3. Was können Sie als Freund, Partner oder Angehöriger tun?
4. Depressionen im höheren Alter
5. Wie findet man einen geeigneten Therapeuten?
6. Fragen und Antworten

Dieses Kapitel ist wegen der vielen Fachinformationen schwieriger zu lesen und deshalb im schwer depressiven Zustand eine Überforderung! Es liefert detailliertere Informationen über viele der in Kapitel I angesprochenen Themenkreise.

Was Sie über die Wirkweise von Medikamenten wissen sollten

Übersicht

1. Einleitung
2. Wirkweise von Antidepressiva
3. Behandlungsdauer
4. Nebenwirkungen der Antidepressiva
5. Wie wirksam sind diese Medikamente und was muß man beachten?
6. Welche Faktoren beeinflussen das Behandlungsergebnis?

Einleitung

Die allgemeine wissenschaftliche Grundlage für die Therapie von Depressionen ist ein psychobiologisches Modell. Abbildung 11 versucht zu verdeutlichen, wie es bei den meisten Menschen auf der Grundlage einer biologischen und psychologischen Anfälligkeit zum Ausbruch einer depressiven Erkrankung kommt. Auslöser hierfür können kritische Lebensereignisse (abgekürzt in Abb. 11 als LE) ebenso wie länger andauernde chronische Belastungen sein. In Frage kommen aber auch – oft gleichzeitig – körperliche Veränderungen, z.B. Stoffwechselerkrankungen. Die Art der biologischen Anfälligkeit ist – ebenso wie die genaue Bestimmung der psychologischen Anfälligkeit – noch nicht eindeutig geklärt, aber wir gehen davon aus, daß genetische Störungen ebenso wie solche des Hirnstoffwechsels eine entscheidende Rolle dabei spielen. Wissenschaftliche Erkenntnisse über die Bedeutung dieser Faktoren und ihre Abläufe begründen den Einsatz von medikamentösen und anderen körperlichen Verfahren in der Depressionsbehandlung. Dabei spielen der Hirnstoffwechsel und die Übermittlung von Nervensignalen eine entscheidende Rolle.

11

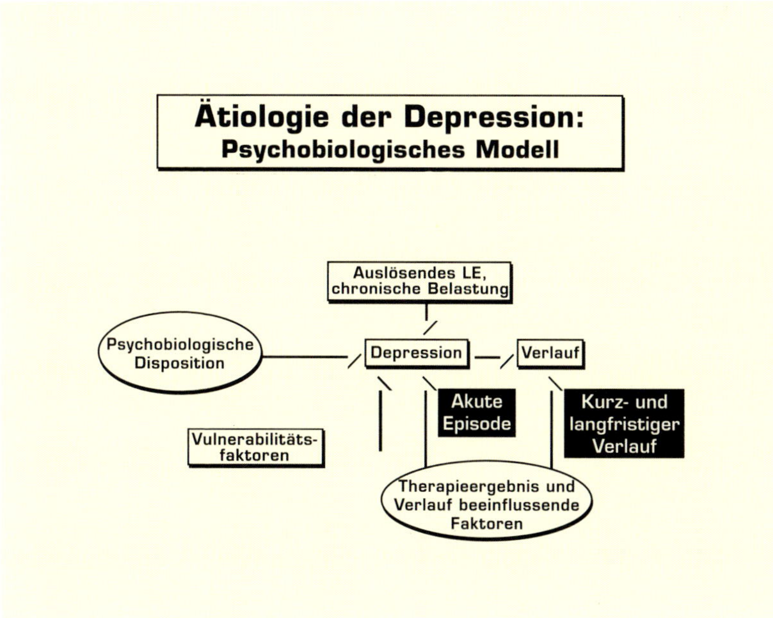

▸ Übermittlung von Nervensignalen und Hirnstoffwechsel

Mit unserem zunehmenden Verständnis der Gehirnmechanismen haben sich viele Wissenschaftler auf die Erforschung der Frage konzentriert, wie das Gehirn Nervensignale übermittelt. Sie haben zahlreiche natürliche Substanzen, die sogenannten Neurotransmitter, identifiziert, die Botschaften zwischen den Nervenzellen weiterleiten. Überschuß oder Mangel an bestimmten dieser Substanzen werden mit Depressionen und anderen Formen psychischer Störungen in Verbindung gebracht. Überdies haben neue labortechnische Untersuchungsmethoden ergeben, daß bei manchen Menschen mit psychischen Störungen eine Veränderung des Gehirnstoffwechsels vorliegt.

Selbst ein winziges Segment des Gehirns – so viel, wie in einem Teelöffel Platz hätte – ist komplexer als der leistungsfähigste bisher gebaute Computer. Ein durchschnittliches Gehirn enthält etwa 100 Milliarden Neuronen oder Ganglienzellen (d.h. Nervenzellen mit allen Fortsätzen). Jedes Neuron (Abb. 12) hat Dutzende von »Schwänzen«, die sogenannten Dendriten, die Botschaften von anderen Neuronen entgegennehmen. Jedes Neuron besitzt auch einen

12

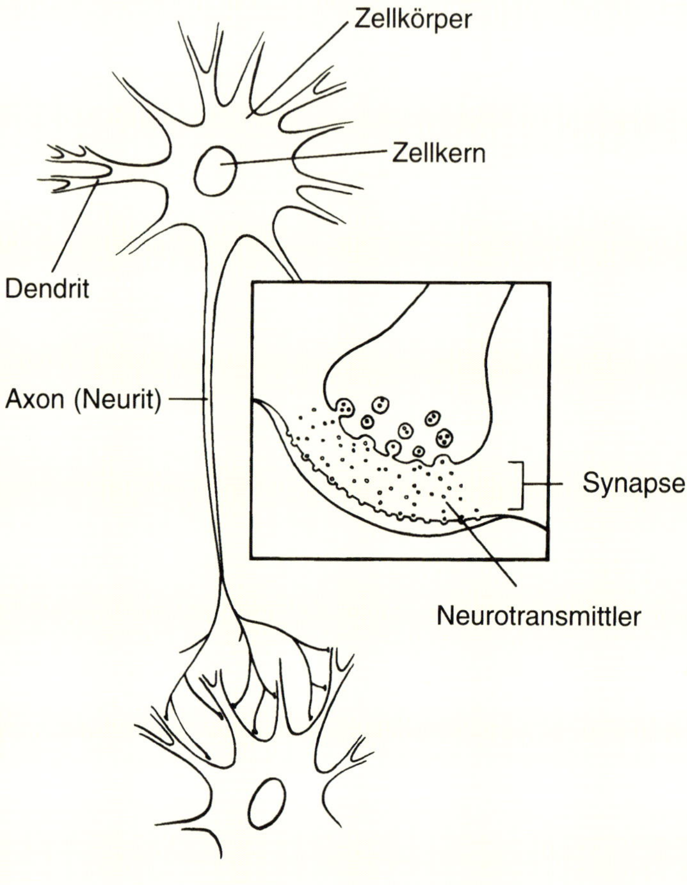

Zellkörper
Zellkern
Dendrit
Axon (Neurit)
Synapse
Neurotransmittler

langen Fortsatz (das Axon bzw. den Neurit), der sich zu anderen Neuronen erstreckt, bevor er sich in zahllose Endungen verzweigt, die Signale übermitteln. Insgesamt verfügt das Gehirn schätzungsweise über mehr als 1 000 000 000 000 000 (eine Billiarde) Verbindungen zwischen den Zellen, deren Zusammenspiel die menschlichen Gedanken und Gefühle erzeugt.

Zu den wichtigsten Kommunikationskanälen im Gehirn zählen jene, die sich an den Ausläufern der Axonen einer Zelle und den Dendriten einer anderen befinden. Dort hält ein winziger Zwischenraum – der sogenannte synaptische Spalt oder die Synapse – die Zellen leicht voneinander getrennt. Botschaften, die von einer Zelle an eine andere weitergegeben werden, passieren das Axon unter anderem in Form eines elektrischen Signals. Dieses regt das Endfüßchen des Axons zur Ausschüttung von Molekülen chemischer Substanzen, der sogenannten Neurotransmitter, an. In weniger als 1/10 000 Sekunde erreichen die Neurotransmitter die Rezeptoren des nächstgelegenen Dendriten, der die Botschaft in der empfangenden Zelle in ein elektrisches Signal zurückverwandelt.

Es gibt Dutzende von verschiedenen Neurotransmittern, von denen viele noch nicht genau bestimmt sind. Man nimmt an, daß jeder davon auf eine bestimmte Art von Signal spezialisiert ist. Manche Neurotransmitter sind wohl eher für Emotionen wie z.B. Traurigkeit, Wut oder Freude zuständig. Andere scheinen für Gedanken oder Sinneseindrücke verantwortlich zu sein; sie übermitteln Signale, die ausgelöst werden, wenn wir Farben sehen, eine Glocke läuten hören oder die Hitze eines brennenden Streichholzes spüren.

Manche Axone sind imstande, die unterschiedlichsten Substanzen freizusetzen, erzeugen jedoch je nach dem elektrischen Impuls oder Signal jeweils nur eine bestimmte. Andere können nur einige wenige verschiedene Neurotransmitter ausschütten, und auch das nur in geringen Quantitäten. Dendriten nehmen ihrerseits eine unterschiedliche Anzahl von Substanzen in begrenzten Mengen auf. Manchmal bleiben die Neurotransmitter im Synapsenspalt hängen, bis sie entweder von der ausschüttenden Zelle resorbiert, von Enzymen abgebaut oder schließlich doch vom Zielneuron aufgenommen werden.

Umfangreiche Forschungsarbeiten haben sich in den letzten Jahren auf die genauere Erkundung der Rollen konzentriert, welche die verschiedenen Neurotransmitter und Rezeptoren spielen, sowie auf die konkreten Wirkungen, wenn diese chemischen Botenstoffe im Synapsenspalt verbleiben. Wenn bestimmte Substanzen im Spalt bleiben, können sie die Übermittlung anderer wichtiger Impulse blockieren. Wenn andere Neurotransmitter zu rasch resorbiert werden, dann wird das Signal, das sie zu übermitteln suchten, fehlerhaft weitergeleitet, wie bei einem Telefongespräch, bei dem jedes zweite Wort durch statische Störungen blockiert wird. Zahlreiche moderne Medikamente, die bei psychischen Störungen Verwendung finden, wirken unmittelbar auf das sich ständig ändernde chemische Gemisch von Neurotransmittern ein. Manche beeinflussen diejenigen Neurotransmitter, die zur Aufrechterhaltung der Konzentration nötig sind. Manche hemmen die Aktivität von Enzymen, die normalerweise bestimmte Neurotransmitter abbauen würden. Andere »verstopfen« die Rezeptoren mit inaktiven Substanzen, so daß die Gehirnzellen Botschaften, die psychisch oder emotional schädlich sein könnten, nicht empfangen können.

Die Wirkweise von Antidepressiva

Von allen Formen der Antidepressiva wird angenommen, daß sie – je nach Art des Medikaments durch etwas unterschiedliche Mechanismen – die Menge bzw. Konzentration der *Monoamine,* also jener Neurotransmitter, die für die Stimmungsregulierung wesentlich sind, beeinflussen. Die bekanntesten Antidepressiva sind die Trizyklischen Antidepressiva (abgekürzt TCA) und die Monoaminoxidasehemmer (abgekürzt MAO-Hemmer). In den letzten Jahren sind noch weitere Wirkstoffe eingeführt worden, die sogenannten Antidepressiva der 2. Generation, die als Serotonin-Wiederaufnahmehemmer (SSRI) bezeichnet werden. TCA und MAO-Hemmer beeinflussen die Monoamine Norepinephrin und Serotonin, während Antidepressiva der 2. Generation sich hauptsächlich auf den Serotoninspiegel auswirken.

▶ Die Zelle und die Wirkweise von Neurotransmittern

Das typische Gehirn enthält 100 Milliarden Neuronen. Ein Neuron besteht aus einem Zelleib mit einem Kern, Dendriten (Fortsätzen, die Botschaften von anderen Neuronen empfangen) und Axonen bzw. Neuriten (langen Nervenfasern, die Botschaften an andere Neuronen übermitteln). Dendriten und Axone sind durch einen winzigen Zwischenraum voneinander getrennt, die Synapse (siehe Kasten); die Axone setzen impulsübermittelnde chemische Substanzen frei, die Neurotransmitter, die von den Dendriten aufgenommen werden.

Serotonin (abgekürzt 5-HT) und Noradrenalin (abgekürzt NA) spielen in der Entwicklung depressiver Erkrankungen eine wesentliche Rolle. Diese beiden Neurotransmitter werden im sogenannten präsynaptischen Spalt (Abb. 13) gebildet und dann in den Bläschen (Vesikeln) gespeichert. Um die Erregung von einem Neuron auf das andere zu übertragen, werden diese Neurotransmitter in den synaptischen Spalt freigesetzt, um an den Rezeptoren der Postsynapse eine Bindung einzugehen und dadurch die Erregung weiterzuleiten. Ein Teil dieser Neurotransmitter wird vom synaptischen Spalt in das präsynaptische Neuron wieder aufgenommen und dann zum Teil durch die Monoaminoxidase abgebaut. Bei depressiven Erkrankungen nimmt man nun einen Mangel der beiden Neurotransmitter an. So ist es unter anderem das Ziel einer medikamentösen antidepressiven Therapie, eine Anhebung dieser Neurotransmitter zu erreichen.

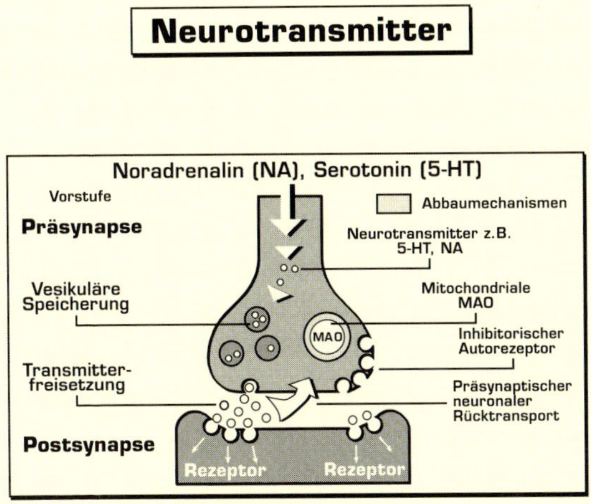

In der Regel dauert es einige Wochen, bis die Medikamente zu wirken beginnen; manche Symptome (wie Schlaflosigkeit) können aber schneller verschwinden. Die meisten Antidepressiva werden in allmählich ansteigenden Dosen verschrieben, bis der entsprechende Blutspiegel erreicht ist (dies ist von Patient zu Patient verschieden) und die Nebenwirkungen noch toleriert werden können. Nicht jedes Medikament wirkt bei jedem Menschen, und auch die Nebenwirkungen sind unterschiedlich. Es ist wichtig, von einem Arzt behandelt zu werden, der über all diese Medikamente bestens informiert ist und Erfahrung mit ihrer Anwendung hat; obwohl jeder Arzt sie verschreiben kann, verfügen Psychiater über die meiste Erfahrung damit.

Behandlungsdauer

Da es zu einem Rückfall kommen kann, wenn die Medikamente zu früh abgesetzt werden, dauert die Behandlung mit Psychopharmaka bei Einzelepisoden von Depression im allgemeinen mindestens 6 Monate. Bei chronischer Depression kann die Behandlung bei gleicher oder verringerter Dosierung unbegrenzt fortgesetzt werden. Bei Personen mit einer Vorgeschichte häufig wiederkehrender Depression wird die medikamentöse Behandlung mit oder ohne Psychotherapie oft mehrere Jahre lang beibehalten. Ein in der Depressionsbehandlung häufig gemachter Fehler ist, von einem Medikament bzw. Therapeuten zu einem anderen überzugehen, ohne sich die nötige Zeit zu einer gründlichen Erprobung zu nehmen.

Die Behandlung ist bei allen Antidepressiva relativ ähnlich. Antidepressiva werden meistens in Dosierungen verabreicht, die man allmählich steigert, bis eine ausreichende therapeutische Wirkung einsetzt. Bei den meisten Personen beginnt sich die Depression innerhalb von Wochen zu bessern. Falls die Depression nach 6wöchiger Behandlung noch nicht gebessert ist, wechselt der Arzt auch manchmal auf ein anderes Präparat über. Nachdem das Medikament seine antidepressive Wirkung entfaltet hat, wird die Behandlung mindestens 6 Monate lang fortgesetzt. Viele Betroffene nehmen Antidepressiva auch über mehrere Jahre, um einen Rückfall zu verhindern. Obwohl Antidepressiva *nicht* suchterzeugend sind, ist es wichtig, sie langsam abzusetzen, damit es nicht zu körperlichen Beschwerden kommt. Der behandelnde Arzt entschließt sich oft auch, zusätzlich Medikamente zur Bekämpfung unangenehmer Nebenwirkungen oder bestimmter Symptome zu verschreiben.

Nebenwirkungen der Antidepressiva

Obwohl die stimmungsaufhellende Wirkung dieser Arzneimittel oft nur langsam einsetzt, machen sich ihre Nebenwirkungen gewöhnlich rascher bemerkbar – was gewisse Vorteile haben kann. Aufgrund der zunächst beruhigenden (sedierenden) Nebenwirkungen ist es der an Schlaflosigkeit leidenden depressiven Person vielleicht endlich wieder vergönnt, die Nacht durchzuschlafen. Und der appetitlose Patient fängt allmählich wieder an, Hunger zu verspüren. Auf der anderen Seite sind die Nebenwirkungen zweifellos oft eine große zusätzliche Belastung.

Die häufigsten Nebenwirkungen, die bei Antidepressiva insgesamt auftreten (und sich von Präparat zu Präparat unterscheiden), sind: Mundtrokkenheit, Verschwommensehen, Verstopfung, Durchfall, Schwierigkeiten beim Wasserlassen oder häufiger Harndrang, Übelkeit, Schläfrigkeit bei Tage, Schlaflosigkeit, Gewichtsveränderungen, Empfindlichkeit gegen Sonnenlicht, Veränderungen in den sexuellen Reaktionen, veränderte Geschmacksempfindungen und Kopfschmerzen. (Weitere Hinweise finden sich in den Merkblättern!)

Die meisten der Nebenwirkungen lassen im Laufe der Behandlung nach oder verschwinden ganz, und dort, wo sie stören, kann ihnen der Arzt in verschiedener Weise entgegentreten. Er kann z.B. die Dosis verringern, bis die Nebenwirkungen tolerierbar werden, und die Dosierung langsamer auf ein wirksames Niveau anheben. In manchen Fällen wird der Patient auch angewiesen, das Präparat abends in Form einer einzigen Tagesdosis einzunehmen, so daß die stark sedierende Wirkung bestimmter Antidepressiva bis zum Morgen abgeklungen ist.

Alle Nebenwirkungen sollten mit dem Arzt besprochen werden, speziell solche, die einem Angst machen oder sich als hartnäckig erweisen. Er wird einem sagen können, was gegen die Symptome zu tun ist, oder einen beruhigen, daß die pharmakologische Behandlung normal verläuft. Gegenwärtig stehen genügend Antidepressiva zur Verfügung, so daß der Mehrheit der an Major Depression leidenden Menschen geholfen werden kann, ohne vor den Nebenwirkungen zu kapitulieren. Die folgenden Merkblätter informieren Sie im einzelnen über die Wirkweise der verschiedenen Antidepressiva.

▶ Merkblatt: Die trizyklischen Antidepressiva (TCAs)

Trizyklische Antidepressiva, wie Amitryptilin, Imipramin, Doxepin, zählen zu den ältesten Präparaten und sind seit Jahren in der Behandlung der meisten Formen von Depression bewährt. Obwohl die verschiedenen TCAs bei einer durchschnittlichen Depression als etwa gleich wirksam gelten, wird man in bestimmten Fällen aufgrund individueller Eigenheiten das eine Präparat einem anderen vorziehen. So verursachen manche TCAs Schläfrigkeit und werden deshalb speziell bei Personen eingesetzt, die an Schlaflosigkeit leiden. Andere haben eine anregende, d.h. antriebsteigernde Wirkung und empfehlen sich daher bei Personen, die antriebsgemindert sind. Allerdings ist gerade der letztgenannte Personenkreis auch der, der häufig unter Schlaflosigkeit leidet.

Risiken und Wechselwirkungen

TCAs werden im allgemeinen nicht solchen Patienten verschrieben, die noch andere Krankheitsbilder, etwa ein Herzleiden oder ein urologisches Problem, haben. Gewöhnlich wird vor Beginn einer Behandlung mit Antidepressiva eine umfassende körperliche Untersuchung empfohlen. Obwohl nicht bewiesen ist, daß Antidepressiva frühkindliche bzw. Geburtsschäden verursachen, sollte ihre Verwendung währenddder Schwangerschaft und Stillzeit mit dem behandelnden Arzt besprochen werden. TCAs treten in Wechselwirkung mit verschiedenen, häufig benutzten Medikamenten bzw. Drogen, insbesondere Alkohol und Mitteln gegen Bluthochdruck. Personen, die TCAs nehmen und Alkohol trinken, werden schneller berauscht, und die Nebenwirkungen der TCAs nehmen in der Regel zu. Die Kombination von TCAs und blutdrucksenkenden Mitteln kann zu einem übermäßigen Abfall des Blutdrucks führen. Auch viele andere Medikamente, darunter Beruhigungsmittel, Schilddrüsenpräparate, orale Verhütungsmittel und blutverdünnende Präparate, haben Wechselwirkungen mit TCAs. Eine TCA-Überdosis kann lebensbedrohliches Herzversagen oder Herzflimmern zur Folge haben. Personen, die befürchten, eine Überdosis genommen zu haben, oder die ernsthafte Nebenwirkungen verspüren, sollten sofort die Notaufnahme eines Krankenhauses aufsuchen. Dazu sollte man die Medikamentenpackung mitnehmen, damit das Krankenhauspersonal die Arznei rasch identifizieren und eine entsprechende Behandlung veranlassen kann.

▶ Merkblatt: Monoaminoxidasehemmer (MAO-Hemmer)

Diese Medikamente (z.B. Tranylcypramin oder Phenelzin) gibt es etwa genauso lang wie die TCAs. Wegen ihrer Risiken und Nebenwirkungen werden sie allerdings weniger häufig, und wenn, dann eher bei atypischen Depressionen eingesetzt. Die neuen sogenannten reversiblen MAO-Hemmer (wie z.B. Moclobemid) haben viele dieser Nachteile gelöst, haben jedoch den Nachteil, noch nicht so gut erprobt zu sein; zudem ist ihr Wirkungseintritt verzögert.

Risiken und Wechselwirkungen

Die MAO-Hemmer können mit einer Reihe von Nahrungsmitteln und Medikamenten in Wechselwirkung treten und eine sogenannte *Hochdruckkrise* auslösen – einen plötzlichen, potentiell lebensbedrohlichen Anstieg des Blutdrucks. Personen, die diese Medikamente nehmen, und deren Angehörige sollten lernen, die ersten Anzeichen einer Hochdruckkrise zu erkennen: Herzklopfen, Brustschmerzen, Herzrhythmusstörungen, Schweißausbrüche, Übelkeit, Schwindel, Erbrechen und, am auffälligsten, starke, hämmernde Kopfschmerzen. Beim Auftreten eines dieser Symptome ist es *dringend angezeigt,* sich sofort in eine Notaufnahme zu begeben, wo die Hochdruckkrise rasch und wirksam behandelt werden kann. Diesem Risiko kann man entgehen, indem man Nahrungsmittel und Medikamente meidet, die sogenannte *Pressorsubstanzen* (die einen Anstieg des Blutdrucks bewirken können) sowie *Tyramin* enthalten (z.B. Käse, Nüsse und vieles mehr!). MAO-Hemmer eignen sich also für Personen, die bereit und imstande sind, sich strikt an die genannten Diätempfehlungen zu halten. MAO-Hemmer erhöhen die Wirkungen von Alkohol, Sedativa, angstlösenden Medikamenten und Schmerzpräparaten. Patienten, die eine Operation vor sich haben, werden die MAO-Hemmer vermutlich absetzen müssen, um ungünstige Reaktionen auf Medikamente auszuschließen, die ihnen vor, während und nach dem chirurgischen Eingriff verabreicht werden. Fragen Sie Ihren Arzt unbedingt nach einem Merkblatt, das Ihnen genaue Verhaltensregeln gibt, wie Sie sich während der Einnahmezeit verhalten sollen!

Zu beachten ist, daß die Wirkungen von MAO-Hemmern noch Tage und Wochen nach Absetzen der Medikamente anhalten. Noch Wochen später können die MAO-Hemmer somit gefährliche Wechselwirkungen auslösen. Die Nahrungsmittel- und Medikamentenrestriktion sollte deshalb noch zwei Wochen nach Abschluß der Therapie eingehalten werden.

▶ Merkblatt: Antidepressiva der 2. Generation: die Serotonin-Wiederaufnahme-Hemmer (SSRIs)

Obwohl sich keines dieser neueren Psychopharmaka als eindeutig wirksamer erwiesen hat als die TCAs oder MAO-Hemmer, ist ihre Entwicklung aus zwei Gründen wichtig. Erstens könnten sie sich bei Personen bewähren, denen andere Antidepressiva nicht geholfen haben. Zweitens haben sie ein anderes Spektrum von Nebenwirkungen. So werden SSRIs [z.B. Fluoxelin (Fluetin), Paroxetin (Seroxat), Fluvoxamin (Fevarin)] inzwischen vielfach eingesetzt, weil sie bei den meisten Menschen weniger unerwünschte Begleiterscheinungen haben und vor allem kaum eine Gewichtszunahme hervorrufen.

Nebenwirkungen, Risiken und Wechselwirkungen

Antidepressiva der 2. Generation gehen oft mit geringeren unerwünschten Begleiterscheinungen einher als TCAs und MAO-Hemmer. Sie sind eindeutig weniger belastend für das Herz als die TCAs, und das Risiko einer Hochdruckkrise ist geringer als bei den MAO-Hemmern. Manche dieser Präparate rufen weniger der unerfreulichen sogenannten anticholinergen Nebenwirkungen wie Mundtrockenheit, Sehstörungen und Verstopfung hervor.

Dennoch ist kein Medikament frei von Nebenwirkungen oder Risiken. Je nach dem speziellen Präparat können Antidepressiva der 2. Generation mit einem erhöhten Risiko von epileptischen Anfällen einhergehen; sie können die Sexualfunktionen beeinträchtigen und Erregungszustände, Schlaflosigkeit, Kopfschmerzen, Übelkeit, Gewichtsveränderungen und Schwindel auslösen. Berichte, daß Fluoxetin eine substantielle Erhöhung des Mord- und Selbstmordrisikos bewirke, sind unbewiesen. Ebenso wie bei anderen Antidepressiva lassen die meisten Nebenwirkungen nach, sobald sich der Körper an das Medikament gewöhnt hat. Zusätzliche Präparate wie Betablocker gegen Erregung und Benzodiazepine gegen Schlaflosigkeit können den Anpassungsprozeß unterstützen. Die Warnungen vor Einnahme während der Schwangerschaft und Stillzeit sind dieselben wie bei anderen Klassen von Antidepressiva. Zusätzliche Nebenwirkungen und Risiken könnten bei zunehmender Erfahrung mit diesen Medikamenten zutage treten.

Ebenso wie bei anderen Antidepressiva kommt es zu Wechselwirkungen dieser Arzneimittel mit Sedativa und Alkohol. Manche Präparate interagieren unter anderem mit Schilddrüsenpräparaten, Blutverdünnungsmitteln (Antikoagulantien), Blutdruckmedikamenten, oralen Verhütungsmitteln und krampflösenden Arzneien.

Wie wirksam sind diese Medikamente und was muß man beachten?

Alle Medikamente, die gegenwärtig für die Behandlung von Depressionen zugelassen sind, haben in klinischen Versuchen weitaus mehr positive Therapieeffekte als Risiken ergeben. Doch obwohl die potentielle Wirksamkeit eines bestimmten Medikaments oder einer Klasse von Medikamenten erwiesen ist, hängt es von zahlreichen Faktoren ab, ob sich die gewählte Behandlung tatsächlich als erfolgreich erweist.

Übersicht: Allgemeine Grundregeln für den Gebrauch von Medikamenten

- Nur ein Arzt kann entscheiden, welche Psychopharmaka in einer bestimmten Situation helfen können.
- Nur ein Arzt kann gefahrlos ein Medikament durch ein anderes ersetzen bzw. die Dosierung ändern.
- Nehmen Sie die Medikamente genau nach Vorschrift. Es gibt gute Gründe dafür, warum manche Präparate vor den Mahlzeiten, andere vor dem Schlafengehen usw. einzunehmen sind.
- Teilen Sie Ihrem Arzt sämtliche Wirkungen mit, die während der Einnahme eines Präparates auftreten. Nur der Arzt kann ihre Bedeutung entsprechend beurteilen, die Dosierung ändern oder ein anderes Präparat verschreiben.
- Setzen Sie ein Psychopharmakon niemals unvermittelt von sich aus ab, selbst wenn Sie sich besser fühlen. Fragen Sie Ihren Arzt, ob der Zeitpunkt richtig ist, auf das Medikament zu verzichten oder es allmählich zu reduzieren.
- Sprechen Sie mit Ihrem Arzt, wenn Sie Bedenken in bezug auf ein Medikament haben. Sollten Sie mit den Antworten nicht zufrieden sein, dann bringen Sie Ihre Unzufriedenheit deutlich zum Ausdruck!
- Nehmen sie nicht mehr als ein Präparat auf einmal, es sei denn, Ihr Arzt weiß davon und hat die Kombination gebilligt. Bedenken Sie, daß auch Alkohol eine Droge ist; meiden Sie Alkohol, solange Sie Psychopharmaka nehmen. Teilen Sie es Ihrem Arzt mit, falls Sie rau-

chen, da Nikotin den Stoffwechsel mancher Arzneimittel verändern kann.

- Informieren Sie stets alle Ärzte und Zahnärzte, die Sie konsultieren, genau darüber, welche Medikamente Sie nehmen, einschließlich aller rezeptfreien Präparate. Teilen Sie dies, auch ohne danach gefragt zu werden, von sich aus mit.
- Verwahren Sie die Medikamente in ihren ursprünglichen Behältern mit intakten Etiketten. Halten Sie die Dosen und Fläschchen fest geschlossen und schützen Sie sie vor extremer Hitze, Kälte und Feuchtigkeit.
- Verwahren Sie alle Medikamente so, daß Kinder nicht an sie herankönnen. Eine abgesperrte Schublade kann dies gewährleisten; für den unabgeschlossenen Medizinschrank im Badezimmer gilt dies nicht.
- Falls Sie unter außergewöhnlich schweren Nebenwirkungen leiden, sei es in Form einer allergischen Reaktion oder aufgrund einer Überdosis, dann suchen Sie sofort die Notaufnahme eines Krankenhauses auf. Nehmen Sie die Packung mit, damit das Personal das Medikament schnell identifizieren und für eine geeignete Behandlung sorgen kann.

Was beeinflußt das Behandlungsergebnis?

Sechs Faktoren wirken sich auf das Resultat pharmakologischer Behandlungen aus: Diagnose, Dosierung, Medikamentenwahl, Behandlungserprobung, therapeutisches Bündnis und Nichtbefolgen der ärztlichen Anweisungen.

Diagnose

Bei der Diagnostik depressiver Störungen ist es in vielen Fällen schwierig, aus der verwirrenden Vielzahl von Beschwerden eine eindeutige Diagnose zu stellen und eine entsprechende Therapie abzuleiten. Eine Depression geht oft mit allgemeinen Gefühlen von Traurigkeit, Appetitmangel,

Schlafproblemen und Nervosität einher, die auch unabhängig von einer Depression auftreten können.

▶ *Fallbeispiel:* Ein 58jähriger Buchhalter, der nicht auf die Idee kam, daß er depressiv sei, litt über einen Monat lang an starken Einschlafschwierigkeiten. Er war appetitlos und wurde untertags schnell müde. Er fühlte sich auch niedergeschlagen und reizbar. Schließlich wandte er sich an seinen Hausarzt, der ihm nach einer körperlichen Untersuchung, die keine organischen Krankheiten ergab, ein Schlafmittel verschrieb. Obwohl er danach etwas besser schlief, fühlte sich der Mann insgesamt nicht besser. Sein Arzt überwies ihn daraufhin an einen Psychiater, der eine Depression diagnostizierte und ihm ein Antidepressivum verordnete. Alle Symptome des Patienten verschwanden daraufhin innerhalb von 4 Wochen.

In manchen Fällen gehen die Betroffenen wegen ihrer verschiedenen Beschwerden zu verschiedenen Ärzten und bekommen von jedem etwas anderes verschrieben. Abgesehen davon, daß der eigentliche Grund damit nicht behoben wird, kann eine Häufung pharmakologischer Behandlungen zu gefährlichen Nebenwirkungen und chemischen Wechselwirkungen führen. Ebenso wie Symptome der Depression Ähnlichkeit mit körperlichen Erkrankungen haben können, rufen körperliche Krankheiten auch manchmal Symptome hervor, die auf eine psychische Ursache hindeuten. Stimmungsstörungen sind zwar typische Symptome von Depression, aber sie können z.B. auch bei Erkrankungen der Schilddrüse auftreten.

Dosierung

Zu hohe oder zu niedrige Dosierung des Medikaments ist ein häufiger Grund für das Versagen einer Behandlung. Das Gehirn ist das Organ, in dem Antidepressiva ihre Wirkung entfalten sollen, und wenn ein Arzneistoff nicht in ausreichenden Konzentrationen in das Gehirn gelangt, muß die Wirkung ausbleiben. Ärzte, die mit Psychopharmaka nicht hinreichend vertraut sind, verschreiben oft aus Unsicherheit zu geringe Dosierungen. Jeder Mensch hat einen anderen Medikamentenstoffwechsel, deshalb ist auch ein erfahrener Psychiater nicht immer imstande, abzuschätzen, wie ein Antidepressivum dosiert werden muß, um eine optimale Wirkung zu erzielen. Angesichts der offenkundigen Schwierigkeiten zu verfolgen, in welcher Konzentration ein Medikament in das Gehirn eines lebenden Menschen gelangt (dazu müßte man eine Gewebeprobe aus dem Gehirn entnehmen), messen Psychiater oft die im Blut vorhandene Menge, um daraus ihre Rückschlüsse auf die im Gehirn befindliche Konzentration zu ziehen. Manche Psychopharmaka, darunter einige Antidepressiva, müssen in ausreichenden Dosen eingenommen werden, um bestimmte minimale Blutwerte zu erreichen. Andere dürfen weder zu niedrig noch zu hoch dosiert werden, da sonst in beiden Fällen das Präparat seine Wirksamkeit verliert oder Nebenwirkungen auslöst. Eine ständige Überwachung der Dosierung ist also während der gesamten pharmakologischen Behandlung wichtig, um die Wirksamkeit zu gewährleisten und etwaige Nebenwirkungen zu registrieren.

Wahl des Medikaments

Obwohl alle Antidepressiva grundsätzlich wirksam sind, spricht nicht jeder Patient auf dasselbe Medikament an. In vielen Fällen muß der Psychiater ein bestimmtes Präparat unter mehreren potentiell gleich wirksamen Medikamenten auswählen. Die Wahl wird erleichtert, wenn der Patient schon in der Vergangenheit gut auf einen bestimmten Arzneistoff angesprochen hat. Manchmal kann die Diagnostik der Untergruppe einer Krankheit die Wahl des optimalen Präparats erleichtern. Oft hängt die Entscheidung auch vom Nebenwirkungsprofil eines bestimmten Medikaments ab. So gibt es etwa zwei Dutzend Antidepressiva, die in ihrer potentiellen Wirksamkeit vergleichbar sind, aber unterschiedliche Nebenwirkungen hervorrufen, welche den Verlauf der Behandlung beeinflussen können. Manche bewirken eine Sedierung, die bei Personen mit Schlafstörungen sehr willkommen sein kann, dagegen bei Patienten unerwünscht sind, die im depressivem Zustand zuviel schlafen. Andere haben eine anregende Wirkung und sind daher ungeeignet für Personen, die unter leichter Erregbarkeit leiden.

Behandlungsversuch

Angesichts des Leidensdrucks wünschen sich Arzt, Patient und Angehörige eine sofortige Besserung des Zustands. Die meisten der in der Psychiatrie verwendeten Arzneistoffe benötigen jedoch einige Zeit, um wirksam zu werden. Das heißt, sie benötigen eine entsprechende Vorlaufzeit, bevor ihre

14

Der Arzt und Therapeut ist der Steuermann

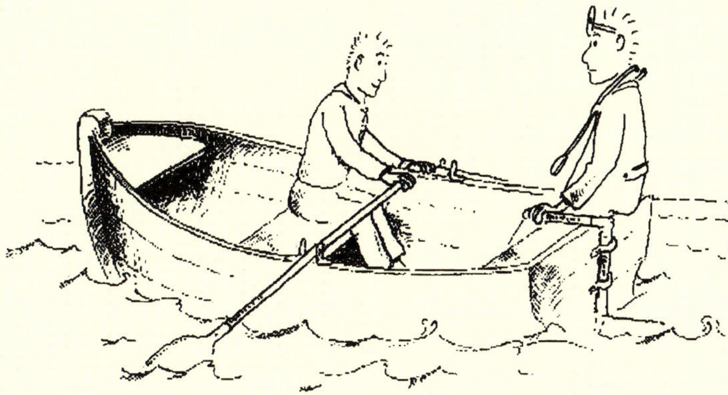

Wirksamkeit festgestellt werden kann. Bei Antidepressiva dauert es 2–3 Wochen, bevor sie zu wirken beginnen. Falls das Präparat nach 6 Wochen keine Wirkung zeigt, wird man sich für ein anderes entscheiden müssen.

Das therapeutische Bündnis

Auch wenn die Behandlung primär pharmakologisch ausgerichtet ist, sind die *Zuwendung und Einfühlung des Psychiaters* und das *Vertrauen des Patienten* wesentlich. Die beiden müssen sich als ein Team verstehen, das auf die gleichen Ziele hinarbeitet, und die Ziele selbst müssen klar umrissen sein. Der Arzt ist also wie ein »Steuermann« im Ruderboot. Er kann nur die Richtung angeben und im Notfall Hilfestellung für Sie als »Ruderer« leisten. Je genauer ein Patient die Gründe versteht, warum ihm ein Medikament verschrieben wird, wie und wann er es nehmen soll, wie es wirkt, wann er mit dem Einsetzen der Wirkung rechnen kann und welche Nebenwirkungen zu erwarten sind, desto besser wird das Präparat wahrscheinlich anschlagen. Auch sollte der Arzt während der Behandlung dem Patienten lange genug zur Verfügung stehen, um seine Fragen zu beantworten und die Wirkungen und Nebenwirkungen zu überwachen, damit ein günstiger Behandlungsverlauf gewährleistet ist. Sobald das Medikament die erhofften Wirkungen zeigt, wird der Arzt Ihnen in der Regel die nötige Behandlungsdauer angeben können.

Nichtbefolgen der ärztlichen Anweisungen

Mangelnde Mitarbeit des Patienten – er nimmt die Präparate entweder gar nicht oder nicht so, wie vom Arzt verschrieben – ist eine häufige Ursache für das Versagen einer Behandlung. Es kann mehrere Gründe haben, warum ein Patient seine Medikamente nicht nimmt bzw. die ärztlichen Anordnungen nicht befolgt. Viele Menschen stehen dem Einnehmen von Medikamenten trotz ihres enormen Leidensdrucks innerlich kritisch gegenüber; sie empfinden es als ein Zeichen von »Schwäche« und meinen, daß sie imstande sein sollten, »von selbst gesund zu werden«. Anderen sind die Nebenwirkungen ihrer Arznei anfangs unangenehm; aus diesem Grund reduzieren sie die Dosis oder setzen das Medikament ab, ohne sich mit dem verordnenden Arzt zu besprechen. Wenn die Tabletten mehrmals täglich zu nehmen sind, dann vergessen es manche Patienten auch einfach das eine oder andere Mal, und die Symptome kehren zurück bzw. verschwinden nicht.

Eine gute, vertrauensvolle Beziehung zwischen Arzt und Patient – bei der der Arzt den Patienten gründlich darüber informiert, was er zu erwarten hat, und der Patient seine Reaktionen auf die Arznei und die Behandlung insgesamt mit dem Arzt bespricht – ist entscheidend für den Erfolg der Therapie.

▶ *Fallbeispiel:* Eine 34jährige Lehrerin begann eine Behandlung wegen einer Depression, die nach vielen Jahren mit Angstanfällen immer schlimmer geworden war. Sie sollte dreimal täglich zu den Mahlzeiten ein Antidepressivum nehmen. Zu Mittag vergaß sie jedoch oft, ihre Tablette zu nehmen, weil sie ihre Schüler in der Cafeteria beaufsichtigen mußte. Die Folge war, daß sich ihr Zustand nicht so schnell besserte, wie der Psychiater vorausgesagt hatte. Als der Arzt merkte, daß sie nicht immer die vollständige Tagesdosis erhielt, schlug er ihr vor, die gesamte Dosis abends zu nehmen. Eine Woche später begannen ihre Symptome nachzulassen.

Was Sie über psychologische Behandlungsverfahren wissen sollten

Übersicht

1. Was ist überhaupt Psychotherapie?
2. Wie wirken psychologische Behandlungsverfahren?
3. Wie verläuft eine Verhaltenstherapie?
4. Was ist die Kognitive Verhaltenstherapie?

Was ist überhaupt Psychotherapie?

»Psychotherapie« ist ein allgemeiner Oberbegriff für recht unterschiedliche Verfahren, die als Einzel- oder Gruppentherapie bei psychischen und körperlichen Leidenszuständen und Problemen eingesetzt werden können. Das wesentliche Merkmal ist dabei, daß der Helfende – d.h. ein qualifizierter Therapeut – genau umschriebene und wissenschaftlich begründete *psychologische Methoden* einsetzt, um dem Patienten zu helfen. Psychotherapie bestimmt sich also nicht, wie viele Menschen annehmen, in erster Linie durch die Veränderung von seelischen Beschwerden, Merkmalen und Prozessen, denn das kann zum Teil auch durch Medikamente bewirkt werden. Psychotherapie bestimmt sich vielmehr über den Einsatz bestimmter, *typischer psychologischer Mittel,* wie z.B. Gespräche und Übungen, die auf der Grundlage einer genau festgelegten vertrauensvollen zwischenmenschlichen Beziehung zwischen Therapeut und Patient in Therapiesitzungen eingesetzt werden.

Wie wirken psychologische Behandlungen?

Nach dem gegenwärtigen Stand der Forschung wissen wir, daß die Kognitive Verhaltenstherapie und die – allerdings in Deutschland noch nicht sehr verbreitete – Interpersonelle Psychotherapie bei der Behandlung von Depressionen und bei der Verhinderung von Rückfällen besonders wirksam sind. Darüber hinaus ist auch auf die sogenannte »unterstützende Psychotherapie« hinzuweisen, die häufig zusätzlich zu einer medikamentösen Behandlung eingesetzt wird. Hier soll nun dargestellt werden, was Sie in einer wirksamen und erfolgversprechenden Psychotherapie erwarten dürfen. Es geht um die Fragen:

- Was passiert in diesen Psychotherapien?
- Wie wirken diese Behandlungen?

Wir wollen zunächst stichwortartig darstellen, was typischerweise in einer psychologischen Depressionsbehandlung passieren kann.

Die 25 Schritte einer Psychotherapie bei Depressionen

1. Hilfe bei Krisenbewältigung, Entlastung, Unterstützung
2. Gründliche Diagnostik und Erhebung der Lebensgeschichte
3. Genaue Analyse konkreter Lebenssituationen
4. Anleitung zur Selbstbeobachtung, Protokoll führen
5. Erklärung für Depression erarbeiten und begründen
6. Problembereiche erkennen und benennen
7. Ziele für Therapie absprechen und festlegen
8. Wege zur Erreichung der Ziele anhand des Erklärungsmodells benennen und verständlich erklären
9. Erkennen des Zusammenhangs von Handeln und Fühlen
10. Sammeln von angenehmen, positiv erlebten Aktivitäten
11. Maßnahmen zur Aktivierung und Strukturierung
12. Protokoll führen, gestufter Aufbau angenehmer Tätigkeiten
13. Abbau unangenehmer, belastender Tätigkeiten und Erfahrungen
14. Maßnahmen zur Verbesserung der Problembewältigung
15. Erproben dieser neuen Problemlösestrategien
16. Erkennen von Hemmungen und Verhaltenslücken im Sozialkontakt
17. Aufbau von Fertigkeiten, Übungen und Rollenspiele
18. Arbeiten am Zusammenhang von Gedanken und Gefühlen
19. Erkennen negativ verzerrter Denkmuster
20. Erarbeiten von alternativen Denk- und Handlungsmustern
21. Einüben dieser neuen Sichtweisen und Fertigkeiten im Alltag

22. Erkennen von sozialen Konflikten, Enttäuschungen, Verlusten
23. Bearbeiten dieser Problembereiche, Erarbeiten von Lösungen
24. Einbezug des Lebenspartners, der Familie
25. Umgang mit Krisen, zukünftigen Problemen, Schwierigkeiten

Diese 25 Elemente werden nicht immer alle vorkommen. Die Behandlung ist auf die persönliche Situation und Lebensgeschichte abzustimmen. Die ersten 10 Punkte und der letzte Punkt sollten jedoch in jedem Fall zu einer professionellen und erfolgversprechenden Therapie der Depression gehören.

Die psychologische Behandlung wirkt vor allem dadurch, daß ein unterstützender, vertrauensvoller und kompetenter Therapeut (oder Therapeutin) sich der depressiven Patientin (oder des Patienten) ohne Vorbehalte und Vorbedingungen annimmt. Vorschnelle Lösungsangebote oder Überzeugungsversuche sind falsch und helfen nicht bei der Überwindung der depressiven Verzweiflung, des depressiven Pessimismus und der Niedergeschlagenheit. Der Therapeut versichert ohne Ermüdung, Ungeduld und ohne sich von dem depressiven Zweifel der Patienten anstecken zu lassen, immer und immer wieder, daß es Wege aus der Depression gibt, daß Lösungen möglich sind, daß es viele Patienten mit Depressionen gibt und die Krankheit gut behandelbar ist.

Durch interessiertes und systematisches Fragen bringt ein Therapeut (eine Therapeutin) allmählich *Struktur* in die schwierige, oft unverständliche und verworrene Lage des Patienten. Es werden so allmählich die Schlüsselprobleme deutlich. Zusammenhänge mit typischen Auslösern, ungünstigem Tun und Denken, ungeschickter Bewältigung, wenig hilfreichen Gewohnheiten, kurz die veränderungsbedürftigen Bedingungen (»Ursachen«) in der Umwelt, im Alltag, in der eigenen Person, im Umgang mit Dingen werden deutlich.

Gemeinsam wird dann ein verständliches *Erklärungsmodell* erarbeitet. Ziele werden klarer, Veränderungen und Lösungswege tun sich auf. Wichtig dafür ist die Mitarbeit des Patienten, natürlich nach seinen Möglichkeiten, ohne Überforderung. Dazu gehören Übungen in und vor allem auch zwischen den Behandlungsterminen. Patienten erfahren so, wie Veränderungen aussehen können, daß andere Erfahrungen möglich sind und daß sie die Veränderungen selbst schaffen. Rückschläge und Rückfälle in die alten Gewohnheiten sind normal und werden als willkommene Gelegenheit angesehen, um erneut und wenn nötig viele Male Zusammenhänge zu analysieren, Lösungen zu erarbeiten, einzuüben und Veränderungen zu erproben.

Die allgemeinen Wirkfaktoren der psychologischen Behandlung lassen sich wie folgt zusammenfassen:

Wirkfaktoren

1. Ein bemühter, aktiver, geduldiger, sicherer und beruhigender Therapeut
2. Eine vertrauensvolle und gute Beziehung zwischen Patient und Therapeut
3. Systematische Analyse und strukturiertes Vorgehen, konsequentes Bearbeiten der zentralen Probleme
4. Klare Ziele, verständliche Erklärungen und Lösungswege
5. Anwendung konkreter Maßnahmen, Übungen und Aufgaben
6. Rückschläge gehören dazu und werden geduldig, wenn nötig vielfach, analysiert, bearbeitet, und an Lösungen wird gearbeitet

Die verschiedenen psychotherapeutischen Ansätze bestimmen, welche Art von Auskünften der Therapeut vom Klienten erwartet, sowie die Art und Weise, wie er die Betroffenen zu beeinflussen sucht, um die Therapieziele zu erreichen. In der *unterstützenden Psychotherapie* ist der Therapeut vorrangig daran interessiert, dem Individuum Gelegenheit zu geben, sich auszusprechen und seine Gefühle »offen zu äußern«. Er konzentriert sich überwiegend auf aktuelle Lebensprobleme und die aktuellen Bewältigungsprobleme. In der *Verhaltenstherapie* wird es dem Therapeuten zunächst mit bestimmten Übungen und Aufgaben sowie Befragungen darum gehen, dem Patienten zu verdeutlichen, wie bestimmte problematische Verhaltensweisen, Gewohnheiten, Denkstile und Ereignisse das Verhalten, das Denken, das Fühlen und den Körper beeinflussen und möglicherweise die Depression verursacht haben. Er wird mit dem Patienten in der Regel dann entsprechend abgestimmte »gedankliche« (die Fachbezeichnung heißt kognitive) sowie praktische Verhaltensübungen ableiten, um Veränderungen zu bewirken. Bei den *tiefenpsychologischen Ansätzen* hingegen versucht der Therapeut, die vermeintlichen tieferen Ursachen der emotionalen Probleme, die in der Regel seit der Kindheit im sogenannten »Unbewußten versteckt« sind, aufzudecken. Hier wird versucht, dem Patienten zu verdeutlichen, welche Auswirkung frühere Emotionen und Beziehungen auf gegenwärtige Erfahrungen haben, um so eine neue Auseinandersetzungsform mit der Gegenwart und Zukunft zu entwickeln.

Idealerweise findet der Therapeut nach einer gründlichen Beurteilung der Schwierigkeiten und gegenwärtigen Lebensumstände des Patienten die jeweils geeignetste Behandlungsform. Oft hängt die empfohlene therapeutische Methode jedoch von den Qualifikationen des konsultierten Therapeuten bzw. den in seinem sozialen Umfeld vorhandenen Möglichkeiten ab. Obwohl sich manche Psychotherapeuten ausschließlich auf eine Therapieform mit ihren Techniken beschränken, haben die Mehrzahl aller Therapeuten Qualifikationen in mehr als einer Therapieform und setzen in ihrer Praxis eine Vielzahl von Methoden verschiedener therapeutischer Schulen ein.

▶ Merkblatt: Unterstützende (unspezifische) Psychotherapie

In allen Formen von Psychotherapie ist (wie bei allen Heilungsvorgängen) die »Beziehung« zum Therapeuten von großer Bedeutung für das Resultat der Behandlung. In der unterstützenden Psychotherapie kommt dieser Beziehung und dem aktiven emotionalen Beistand durch den Therapeuten zentrale Bedeutung zu. Die Ziele dieser Art von Behandlung sind es, dem Betroffenen psychologischen Halt zu geben, belastende Symptome abzubauen und ihm zu helfen, sein emotionales Gleichgewicht wiederzugewinnen, Lösungen für aktuelle Probleme zu finden und ebenso gut oder besser funktionsfähig zu werden als zuvor. Als die am häufigsten praktizierte Form von Einzeltherapie wird sie oft in Verbindung mit medikamentöser oder anderer somatischer Behandlung und im Rahmen eines Krankenhausaufenthalts angewandt.

Die unterstützende Psychotherapie unterscheidet sich insofern von anderen therapeutischen Methoden, als sie nicht darauf abzielt, tiefergreifende Veränderungen herbeizuführen oder weitgehende Einsicht in zugrundeliegende psychologische Konflikte zu bewirken, die zu der gegenwärtigen Schwierigkeit beigetragen haben mögen, obwohl manche Patienten dennoch zu solchen Erkenntnissen gelangen. Therapeuten, die Klienten mit unterstützender Therapie behandeln, sind jedoch gewöhnlich in psychodynamischen (psychoanalytischen) Techniken versiert, und manche Patienten nutzen, sobald ihre akuten Probleme gelöst sind, die Möglichkeit, zu einer weitergehenden Form von Therapie überzugehen.

Wem hilft sie?

Die unterstützende Psychotherapie ist besonders hilfreich als kurzfristige, auf die aktuelle Situation konzentrierte Behandlung von Personen, die psychisch noch relativ gesund sind, aber eine emotional schwierige Zeit durchmachen und merken, daß sie den Belastungen nicht gewachsen sind. So gesehen kann sie z.B. eine große Hilfe für Menschen sein, die z.B. unter den psychischen Folgen einer organischen Krankheit leiden oder aus anderen Gründen eine depressive Anpassungsstörung haben. Menschen, die schwere persönliche Schicksalsschläge wie Scheidung oder Verlust des Arbeitsplatzes erlitten haben, fühlen sich z.B. oft als Versager und ziehen sich in ihrer Verzweiflung aus dem Alltagsleben zurück. Der Therapeut kann ihnen helfen, ihre überwältigende Wut, ihren Zorn und Groll aus sich herauszulassen und in eine andere Richtung zu lenken, er kann ihre Selbstachtung stärken und sie ermutigen, zu angepaßteren Formen des Umgangs mit der Realität zurückzukehren.

Wirkweise

Die unterstützende Therapie ist eine direktive Behandlungsform, bei der sich der Therapeut aktiv mit dem Patienten auseinandersetzt und den Behandlungsablauf steuert. Der Therapeut begegnet dem Patienten mit Einfühlung, Verständnis und beruhigendem Zuspruch, ermutigt ihn, schmerzhafte Gefühle zu äußern, gibt Ratschläge, stärkt die Fähigkeit, in der Gegenwart besser zu handeln, und bekräftigt die »derzeitigen Bewältigungsstrategien«, statt sie wie in psychodynamischen Therapien in Frage zu stellen oder zu analysieren. Techniken der Kognitiven Verhaltenstherapie können ebenfalls gut als Ergänzung zu unterstützender Psychotherapie eingesetzt werden. Etwa, wenn man einem stark zurückgezogenen Patienten soziale Fertigkeiten beibringt oder einem Angstpatienten Methoden der Entspannung vermittelt.

Krisenintervention

Auch in der Krisenintervention ist die unterstützende Psychotherapie von großer Bedeutung: eine Form der kurzen, intensiven unterstützenden Psychotherapie für Personen in akuten Lebenskrisen, die sich gegenwärtig im Zustand starker innerer Erregung befinden; sie hilft Menschen unter den verschiedensten Lebensumständen. Unerwartete und starke Belastungen wie ein Todesfall in der Familie, eine Entlassung oder ein Unfall können überwältigende Ängste und Depressionen auslösen oder bei dem Betroffenen das lähmende Gefühl hervorrufen, die Kontrolle gänzlich verloren zu haben. Der Therapeut stärkt die Bewältigungskräfte des Patienten und hilft ihm, sein seelisches Gleichgewicht wiederzuerlangen, indem er ihm Gelegenheit gibt, heftige schmerzhafte Gefühle zu äußern, ein gewisses Maß an Einsicht zu erhalten sowie sich Unterstützung zu suchen.

Anschließend an eine Krisenintervention sind häufig andere Formen von Psychotherapie sehr hilfreich und wichtig, um die Gründe für die Krise zu verstehen und eine Wiederholung zu verhindern. Krisenintervention erfordert gewöhnlich eine 1- bis 3wöchige Behandlung mit zwei bis vier Sitzungen pro Woche.

Wie verläuft eine Verhaltenstherapie?

Alle verhaltenstherapeutischen Methoden zur Depressionsbehandlung basieren auf ausführlichen Gesprächen mit einem Therapeuten, in denen zunächst für den einzelnen Patienten geklärt werden muß, durch welche Bedingungen die Symptome verursacht wurden und aufgrund welcher Bedingungen sie aktuell aufrechterhalten werden.

Eine wichtige Hilfe können dabei sogenannte Selbstbeobachtungsverfahren wie ein *Depressionstagebuch* sein (ein solches Tagebuchbeispiel finden Sie in Abbildung 15a und zum Selbstausfüllen im Anhang). Ein solches Tagebuch dient dazu, die alltäglichen Aktivitäten zusammen mit einer Beurteilung des Stimmungszustands zu registrieren. So findet man bereits früh in der Therapie heraus, welche Umstände und Situationen die Depression bessern und welche eher zu einer Verschlimmerung der Depression beitragen.

Entsprechend der Problemlage und den Rahmenbedingungen, z.B. der zur Verfügung stehenden Zeit für die Therapie, gibt es eine Vielzahl von Verfahren, die zur Behandlung der Depression eingesetzt werden können. Diese Verfahren zielen auf alle Bereiche ab, auf die sich die Depression niedergeschlagen hat: Körper, Gedanken, Gefühle und Verhalten. Die wichtigsten verhaltenstherapeutischen Vorgehensweisen sind Aktivitätenpläne, die am *alltäglichen Verhalten,* und kognitive Verfahren, die an den *Denkmustern* ansetzen. Alle diese Techniken weisen folgende Gemeinsamkeiten auf:

- sie zielen auf eine Durchbrechung des Teufelskreises von Depression und Rückzugsverhalten ab;
- sie schließen praktische Übungen zur aktiven Depressionsbewältigung in kleinen Schritten ein;
- sie vermitteln Strategien, wie man sich selbst beim Umgang mit Depression helfen kann.

Das heißt, daß der Therapeut Strategien vermittelt, die zu einer Steigerung der Aktivität und zu einer realistischeren Betrachtungsweise des Lebens führen. Außerdem führen diese Strategien dazu, daß der Betroffene mit der Zeit wieder bewußt wahrnimmt, daß er sein Leben aktiv gestalten und beeinflussen kann, anstatt sich hilflos ausgeliefert zu fühlen.

15a

D-Tagebuch und Wochenplan

	Montag 1.11.		Dienstag 2.11.		Mittwoch 3.11.	
7–8	Bett, dösig	– –	Bett, müde	– –	seit 4^{30} wach	– –
8–9	seit 5^{00} wach Bett	– –	mit Mann aufgestanden	– +	Bett	– –
9–10	müde Bett	– –	Frühstück mit Mann	+ –	Telefon Hausarzt	– –
10–11	endlich auf! Bad	–	Bad Aufräumen	–	Aufgestanden Bad	–
11–12	Frühstück Zeitung	–	Sofa Zeitung	– –	Arztbesuch Warten	– –
12–13	Sofa, Telefon Nachbarin kommt	–	" "	– –	Gespräch Medikamente	– +
13–14	Reden mit Nachbarin	+ –	Nachbarin Mittagessen	– +	Apotheke Einkaufen	+
14–15	allein, Versuch zu lesen	– –	Besuch Tochter	+ –	wieder zuhause, Sofa	– –
15–16	Sofa, TV	–	wieder allein TV	– –	Eingeschlafen abgeschlagen	– –
16–17	Sofa, TV Telefon Tochter	– +	" "		Telefon Tochter	– +
17–18	Sofa, Versuch zu lesen	– –	Essen vorbereiten	– +	Abendessen Mann	+
18–19	Küche, Abendessen vorber.	– +	Mann kommt Essen	– –	Aufräumen Reden Mann	–
19–20	Mann kommt Essen	+ –	Aufräumen Bett	– –	Bad genommen	+
20–24	TV, Zeitung müde	– –	geschlafen		Bett	–

□ = Beurteilen Sie möglichst nach jeder Stunde Ihre Stimmung: – – für sehr schlechte, – für schlechte, – + für weder noch, + für gute und + + für sehr gute Stimmung.

Für: Roswitha Baumgerber

Donnerstag 4.11.		Freitag		Samstag		Sonntag	
seit 5^{00} wach	--						
aufgestanden mit Mann	–						
Anziehen Bad	–						
Bus warten – verspätet	--						
Arztbesuch	+						
Nachbarin besucht	+						
zuhause Sofa, TV	–						
eingeschlafen Sofa	--						
⋮							
⋮							
⋮							
⋮							

Aufbauend auf einer Verhaltensanalyse, die auf Gesprächen und weiteren Beobachtungsverfahren wie z.B. den Tagebuchaufzeichnungen beruht, wird der Therapeut die erforderlichen Behandlungsstrategien erarbeiten. Um den Teufelskreis aus Rückzug sowie Passivität und Aufrechterhaltung der depressiven Symptome zu durchbrechen, wird er zumeist versuchen, den *Tagesablauf zu strukturieren und den Betroffenen zu verschiedenen Tätigkeiten zu aktivieren.* Der Therapeut kann Anregungen geben und Aufgaben stellen, die dazu führen, daß der Betroffene

- körperlich aktiver wird,
- mit einer wachsenden Zahl von alltäglich wichtigen Tätigkeiten und
- mit der Zeit auch mit als angenehm empfundenen Tätigkeiten beschäftigt ist.

Parallel dazu wird er immer umfangreichere *kognitive Verfahren* einsetzen. Was wir darunter verstehen, ist im folgenden Abschnitt erklärt.

Was ist Kognitive Verhaltenstherapie oder wie erkenne und verändere ich mein depressives Denken und Handeln?

Wenn Sie depressiv sind, basieren viele Ihrer schlechten Gefühle auf Ihrer typisch depressiven Denkweise. Dieses Denken steht zu der Art und Weise in Beziehung, wie Sie sich selbst sehen und wie Sie Dinge beurteilen, die Ihnen geschehen. Doch Sie haben viele Fertigkeiten, mit denen Sie in anderen Bereichen Probleme gut lösen können. Sie haben ja Ihr ganzes Leben lang Probleme gelöst. Sie können es lernen, Ihre Vernunft und Ihren Intellekt zu verwenden, um zu »testen«, ob Ihr Denken realistisch ist. Auf diesem Wege können Sie sich davor bewahren, auf alles, was auf den ersten Blick unerfreulich erscheint, traurig oder niedergeschlagen zu reagieren. Sie können sich selbst helfen, indem Sie erstens lernen, Ihre negativen Gedanken zu erkennen und indem Sie zweitens lernen, sie zu korrigieren und realistischere, also hilfreichere und berechtigtere Gedanken an ihre Stelle zu setzen.

Prüfliste von negativen Gedanken

Immer wenn Sie bemerken, daß Sie sich etwas trauriger fühlen, denken Sie zurück und versuchen Sie, sich zu erinnern, welcher Gedanke Ihr Gefühl der Traurigkeit ausgelöst oder vergrößert hat. Dieser Gedanke kann eine Reaktion auf etwas sein, das vor kurzem geschehen ist, vielleicht innerhalb der letzten Stunde oder der letzten paar Minuten, oder es kann eine Erinnerung an ein vergangenes Ereignis sein. Der Gedanke kann eines der folgenden Themen beinhalten.

1. *Negative Meinung von sich selbst.* Diese Vorstellung kommt oftmals zustande, indem Sie sich mit anderen Menschen vergleichen, die attraktiver, erfolgreicher, befähigter oder intelligenter zu sein scheinen: »Ich bin ein viel schlechterer Arbeiter als Peter.« »Ich habe als Elternteil versagt.« »Es fehlt mir vollkommen an Urteilskraft und Verstand.« Wenn Menschen Sie nicht mögen oder Sie zu verachten scheinen, verweilen Sie lange versunken über sich selbst oder bei Vorfällen aus der Vergangenheit. Sie werden sich vielleicht für wertlos, langweilig oder dumm halten und annehmen, daß Freunde und Verwandte froh wären, wenn sie nichts mehr mit Ihnen zu tun hätten.
2. *Selbstkritik und Selbsttadel.* Sie fühlen sich traurig, weil Sie Ihre Aufmerksamkeit auf Ihre angenommene Unzulänglichkeit konzentrieren. Sie tadeln sich dafür, daß Sie Ihre Arbeit nicht so gut machen, wie Sie denken, daß Sie es sollten; dafür, daß Sie das Falsche sagen oder Mißgeschicke gegenüber anderen verursachen. Wenn irgend etwas schlecht läuft, werden Sie wahrscheinlich denken, daß es Ihr eigener Fehler ist. Sogar erfreuliche Ereignisse können Ihnen schlechte Gefühle verursachen, wenn Sie denken: »Ich verdiene das nicht, ich bin es nicht wert.«

   Weil Sie sich selbst so gering schätzen, stellen Sie vielleicht übermäßige Forderungen an sich. Sie verlangen eventuell von sich, eine perfekte Hausfrau zu sein oder ein Mensch mit unfehlbarer beruflicher Urteilskraft. Sie hetzen vielleicht gegen sich selbst, indem Sie denken: »Ich sollte bessere Arbeit geleistet haben.«

3. *Negative Interpretationen von Ereignissen.* Sie können immer wieder feststellen, daß Sie auf negative Art und Weise auf Situationen reagieren, die Sie nicht stören würden, wenn Sie nicht depressiv wären. Wenn Sie mal Schwierigkeiten haben, einen Bleistift zu finden, denken Sie vielleicht: »Alles ist für mich schwierig.« Wenn Sie mal etwas verschwenderisch beim Geldausgeben waren, fühlen Sie sich vielleicht so bedrückt, als wenn Sie eine große Summe verloren hätten. In die Kommentare anderer Leute deuten Sie Mißbilligungen hinein. Sie glauben, daß die anderen Sie nicht mögen, obwohl das aus den Verhaltensweisen real nicht zu schließen ist.
4. *Negative Erwartungen für die Zukunft.* Es wird für Sie vielleicht zur Gewohnheit zu denken, daß Sie niemals wieder über die Leidensgefühle hinwegkommen werden oder daß Ihre Probleme immer andauern könnten. Wenn Sie eine bestimmte Arbeit leisten wollen, neigen Sie vielleicht dazu, eine negative Vorhersage zu treffen, z.B. »Ich bin sicher, daß ich dabei versage«.

Eine depressive Frau hatte immer dann, wenn sie für Gäste kochte, die Angst, sie würde das Essen verderben. Ein Mann, der eine Familie zu versorgen hatte, malte sich aus, daß er wegen irgendeines begangenen Fehlers von seinem Arbeitgeber hinausgeworfen würde. Die depressive Person neigt dazu, zukünftiges Versagen und Unglück als unvermeidlich zu akzeptieren und sagt sich vielleicht, daß es vergeblich sei zu versuchen, ihr Leben in gute Bahnen zu bringen.

Typische depressive Denkweisen und gedankliche »Fehler«

Unrealistisches Denken führt zu Depressionen und verschlimmert sie. Der Depressive macht dabei wahrscheinlich einen oder mehrere der folgenden sogenannten *Fehler.* Beim Lesen werden Sie vielleicht herausfinden, welche auf Sie zutreffen.

1. *Übertreiben:* Sie sehen gewisse Ereignisse auf extreme Art und Weise. Wenn Sie z.B. einige alltägliche Probleme haben, denken Sie, es wird in einer Katastrophe enden. Sie *übertreiben Probleme* und möglichen Schaden, den sie verursachen können. Gleichzeitig *unterschätzen Sie Ihre Fähigkeit,* damit fertig zu werden. Sie ziehen ohne Beweise

Schlußfolgerungen und glauben, Ihre Schlußfolgerungen seien korrekt. Ein Mann, der seine Ersparnisse in ein neues Haus investiert hatte, vermutete, daß das Haus Ungeziefer haben könnte. Er hat unverzüglich die Schlußfolgerung gezogen, daß das Haus zusammenfallen und wertlos sein würde. Er sah sein Geld als verloren und war überzeugt, daß nichts getan werden könne, um das Haus zu retten.

2. *Übergeneralisieren:* Sie machen eine weitreichende allgemeine Aussage, die das Negative betont. »Niemand liebt mich.« »Ich bin ein vollständiger Versager.« »Ich werde niemals bekommen, was ich im Leben brauche.«
3. *Das Positive ignorieren:* Sie sind beeindruckt von negativen Dingen und erinnern sich meistens auch nur an die negativen Ereignisse. Als einer depressiven Frau geraten wurde, ein Tagebuch zu führen, bemerkte sie auf einmal, daß sie sehr häufig positive Erlebnisse hatte, denen sie aber vorher keine Beachtung schenken konnte, weil sie die Tendenz hatte, positive Ereignisse zu vergessen oder aber aus dem einen oder anderen Grund für unwichtig zu erklären.

Was ist zu tun? Wie kann ich das ändern?

1. *Der tägliche Plan.* Versuchen Sie, für jede Stunde des Tages Aktivitäten zu planen. Erstellen Sie eine Liste von Aktivitäten, denen Sie jeden Tag Beachtung schenken wollen. Beginnen Sie mit den leichtesten Aktivitäten, und gehen Sie dann zu den schwierigeren über. Haken Sie jede Aktivität ab, wenn sie erledigt ist. Dieser Plan kann auch als fortlaufender Bericht Ihrer Erfahrungen über Erfolg und Vergnügen dienen.
2. *»Erfolg-und-Vergnügen«-Methode.* Es gibt viele Dinge, die Sie auch ohne »Vergnügen« erfolgreich bewältigen können. Oft sind diese einem gar nicht bewußt. Schreiben Sie z.B. alle auch noch so »normalen« Ereignisse eines Tages auf – also auch ganz einfache Routineaufgaben im Haushalt, bei Erledigungen und bei der Arbeit – und beurteilen Sie so jede Situation. Vergeben Sie ein »E« (wie Erfolg) für alle Situationen, die Sie bewältigt haben, und ein »V« (= Vergnügen) für alle Situationen, die Ihnen Vergnügen bereitet haben. Die Patientin in Abbildung 15b, die das Tagesprotokoll am Freitag ausge-

15b

Wochenplan: Erfolge (E) und Vergnügen (V)

	Montag 1.3.		Dienstag 2.3.		Mittwoch	
7–8	Aufwachen gleich aufstehen	E	Aufwachen gleich aufstehen	E		
8–9	Bad Frühstück	E	Geschäft Schreibtisch	E		
9–10	Bett machen Aufräumen	E	ich schaffe nichts !!			
10–11	Busfahrt zu Museum	E V	Pause Gespräch mit Kollegen	E V		
11–12	Museum	E V	gute Sitzung	E V		
12–13	Wieder zuhause		Mittagspause Arztbesuch	E		
13–14	Zeitung lesen	E	"			
14–15	eingenickt! schlapp!!		komme gut voran	E V		
15–16	Einkaufen Telefon	E	Viel geschafft !!!	E V		
16–17	Besuch Arbeitskollege	V	nehme Akten nachhause	E V		
17–18	"	V	Einkaufen Abendessen	E		
18–19	Abendessen TV	E	Sofa, TV	E		
19–20	TV		schaffe nicht abgeschlagen			
20–24	Bad Bett		Bett			

Setzen Sie ein E daneben, wenn Sie es geschafft haben, ein V, wenn es Ihnen Vergnügen gemacht hat.

Für: Bertram Müller

Donnerstag		Freitag		Samstag		Sonntag	

füllt hatte, beurteilte den Heimweg als Erfolg ohne Vergnügen, den Spaziergang mit Unterhaltung um 16 Uhr aber als Erfolg und Vergnügen.

3. *Das ABC des Veränderns von Gefühlen.* Manche depressiven Menschen glauben, daß es in ihrer schlechten Lebenssituation ganz natürlich ist, sich traurig zu fühlen. Tatsächlich sind ihre Gefühle aber von den Gedanken und Interpretationen abgeleitet, die sie in bestimmten Situationen haben. Wenn Sie sorgfältig über ein kürzlich erlebtes Ereignis, das Sie gestört und deprimiert hat, nachdenken, sollten Sie drei Teile des Problems aussortieren können. Die meisten Menschen sind sich nur der Punkte *A* und *C* bewußt.

A. *Das Ereignis:* Zum Beispiel angenommen, Ihre Frau vergißt Ihren Geburtstag. (Ereignis)

B. *Ihre Gedanken:* Was Sie tatsächlich unglücklich macht, ist die Schlußfolgerung, die Sie aus dem Ereignis ziehen. (Gedanken)

C. *Ihre Gefühle:* Sie fühlen sich gekränkt, enttäuscht und traurig. (Gefühl). Sie denken: »Das Vergessen meiner Frau bedeutet, daß sie mich nicht mehr liebt.« »Meine Attraktivität für sie ist verlorengegangen.« Sie denken dann vielleicht, daß Sie ohne ihre Zuwendung und Bewunderung niemals glücklich und zufrieden sein können. Es ist jedoch gut möglich, daß Ihre Frau gerade beschäftigt war oder Ihren Enthusiasmus für Geburtstage nicht teilt. Sie haben also nicht wegen des Ereignisses selbst gelitten, sondern wegen Ihrer ungerechtfertigten Schlußfolgerung.

4. *Überprüfung der Gedanken:* Wenn Sie gerade mal ein trauriges Gefühl bemerken, lassen Sie Ihre Gedanken an sich vorbeiziehen. Versuchen Sie sich daran zu erinnern, was Ihnen gerade durch den Kopf gegangen ist. Diese Gedanken können Ihre »automatischen« Reaktionen auf etwas sein, das Ihnen gerade widerfahren ist – die zufällige Bemerkung eines Freundes, der Erhalt einer Rechnung, ein Ausbruch von Magenschmerzen, ein Tagtraum. Sie werden wahrscheinlich herausfinden, daß diese Gedanken sehr negativ waren, daß Sie aber daran glauben.

5. *Gedankenkorrektur:* Versuchen Sie, Ihre Gedanken zu korrigieren, indem Sie jede negative Aussage, die Sie sich selbst gegenüber gemacht haben, mit einer positiveren, abgewogeneren Aussage beantworten. Sie werden dadurch nicht nur eine realistischere und damit fast immer hilfreichere Sichtweise bei sich entdecken, sondern Sie werden sich auch besser fühlen.

Eine Hausfrau fühlte sich bedrückt und vernachlässigt, weil seit einer Woche keine ihrer Freundinnen angerufen hatte. Als sie darüber nachdachte, fiel ihr ein, daß Monika im Krankenhaus und Karin außerhalb der Stadt war und Evi ja tatsächlich angerufen hatte. Sie setzte diese alternativen Erklärungen an die Stelle des negativen Gedankens. Sie fühlte sich dann besser: Ein Beispiel für Gedankenkorrektur.

Automatische Gedanken	**Verzerrungen**	**Realistischere hilfreiche Gedanken**
Ich komme ständig zu spät	übertriebene Verallgemeinerung	Ich komme nicht immer zu spät. Wenn ich nur an all die Termine denke, an denen ich pünktlich war!
Alle werden mich schief ansehen	Gedankenlesen, falsche Vorhersage	Einige sind vielleicht enttäuscht, aber davon bricht die Welt nicht zusammen. Vielleicht bin ich nicht die einzige, die zu spät kommt.
Ich bin halt trottelig	Etikettierung	Ich habe die Dinge gut im Griff und bin kein Trottel!
Ich mache nie etwas richtig	Verallgemeinerung	Unsinn! Ich mache ziemlich viele Dinge richtig.

6. *Die Zwei-Spalten-Technik.* Schreiben Sie Ihre automatischen Gedanken, die bei einer bestimmten Situation ablaufen, in eine Spalte und Ihre alternativen Erklärungen zu den automatischen Gedanken in eine gegenüberliegende Spalte. Auch hierfür Beispiele:

Alles-oder-nichts-Denken	Realistischere Alternative
Heute ist ein schrecklicher Tag	Es sind ein paar unangenehme Dinge passiert, aber es hat keine Katastrophe gegeben.
Ich habe das Essen total versaut	Es ist wahrscheinlich nicht das beste Essen, doch man kann es essen.
Niemand liebt mich	Unsinn! Ich habe Freunde und Verwandte. Vielleicht bekomme ich nicht so viel Liebe, wie ich gerne hätte, doch das werde ich versuchen zu ändern.
Ich bin ein Versager	Ich habe in verschiedenen Dingen Erfolg gehabt, in einigen hat es nicht geklappt. Genau wie bei allen Menschen.
Jetzt werde ich ausgemustert	Ich kann nicht mehr so viel tun wie früher, als ich jünger war; ich bin alt, doch ich kann immer noch was Neues schaffen. Jetzt zählen andere Dinge. Warum sollte ich mich daran nicht auch erfreuen?

7. *Einwände entkräften, aktivieren.* Viele depressive Menschen nehmen an, daß sie erst dann wieder etwas tun können, wenn der Antrieb und die Anregung wieder da sind. Mit dieser Annahme liegen sie jedoch falsch. Nicht der Antrieb, sondern die Handlung ist ausschlaggebend. Man muß zunächst pumpen, und dann erst fließt Wasser! Menschen, die darauf warten, irgendwann in der Stimmung zu sein, etwas zu unternehmen, versäumen viel und halten sich in ihrer depressiven Stimmung. Es ist ein Irrtum zu glauben, daß erst die Anregung, der Antrieb und das Interesse da sein müßten. Normalerweise ist es genau andersherum:

   Erster Schritt: Handlung
   Zweiter Schritt: Anregung, Interesse
   Dritter Schritt: mehr Handlung

   Sie können sich z.B. helfen, indem Sie Ihre automatischen Einwände und Zweifel entkräften. Folgendes Beispiel verdeutlicht den Ablauf eines solchen Selbstgesprächs.

Beispiel: Einwände entkräften, sich aktivieren

Gedankliche Einwände	Entkräftung
Ich sollte wirklich die Wohnung putzen, aber ich bin nicht in der Verfassung dazu	Wenn ich erst einmal damit begonnen habe, wird sich die Lust schon einstellen. Es ist ein gutes Gefühl, etwas geschafft zu haben.
Aber die Wohnung ist so dreckig, das Putzen wird ewig dauern	Mit dem Staubsauger wird es gar nicht lange dauern. Zumindest kann ich schon mal mit einem Teil anfangen.
Aber ich bin so müde	Dann fange ich wenigstens an, bevor ich mich ausruhe.
Ich ruhe mich lieber gleich aus und schaue TV	Klar kann ich das tun, aber ich werde mich nicht so recht wohlfühlen, solange diese Arbeit im Hintergrund wartet.
Ich bin einfach zu müde	Das kann nicht sein! Jetzt fang ich einfach mal an!

Mit diesen Beispielen hoffen wir Ihnen als Angehörigem oder Betroffenem einige Hinweise gegeben zu haben, die Ihnen helfen zu verstehen, wie eine psychologische Behandlung verläuft und was darin passiert.

Was können Sie als Freund, Partner oder Angehöriger tun?

Eine Depression ist für fast alle Freunde, Partner und Angehörigen eine große Herausforderung, da es Menschen, die noch nie von einer Depression betroffen waren, schwer fällt, spontan ein ausreichend hilfreiches Verständnis für die Erkrankung aufzubringen. Zudem leiden Nahestehende oft mit, weinen und lassen sich von den Gefühlen der Verzweiflung und Niedergeschlagenheit »anstecken«, was oft den Patienten noch mehr in seiner Hilflosigkeit verstärkt.

Depression und Probleme in der Partnerschaft und Ehe

Wenn Ihr Partner von einer Depression betroffen ist, wird in der Regel auch die Partnerschaft oder Ehe erheblich belastet. Nicht nur das alltägliche Zusammenleben ist durch Traurigkeit, mangelnde Kraft und Energie sowie Interesselosigkeit verändert, sondern auch die Sexualität und die emotionale Beziehung sind davon betroffen, so daß das Leben in der Partnerschaft abgekühlt und verarmt erscheint. Besonders wenn schon vor der Depression massive Konflikte bestanden haben, die möglicherweise mit an der Auslösung der Depression beteiligt waren, erscheint eine hilfreiche Einstellung gegenüber dem Betroffenen sehr schwierig.

Erwarten Sie also keine schnelle, sofortige Lösung der Probleme. Unabhängig davon, wie erfolgreich eine Behandlung letztlich auch sein mag, eine schnelle Verbesserung und Lösungen oft schon jahrelanger Probleme sind in einer depressiven Phase selten. Bedenken Sie auch, daß Vorwürfe, z.B. von Lieblosigkeit, Untreue oder Desinteresse, dem Depressiven in keiner Weise helfen. Auch wenn umgekehrt der Betroffene an Sie derartige Vorwürfe richtet, denken Sie daran, daß diese in erster Linie durch seine Krankheit bedingt sind. Ein depressiver Mensch kann die Dinge nicht mehr wirklichkeitsgerecht sehen. Er urteilt stattdessen durch die »schwarzgetönte

Brille« und hat auch nicht mehr die Fähigkeit, an die Besserung seines Zustandsbilds zu glauben.

15 allgemeine Anregungen zum Umgang mit depressiv Erkrankten

1. Sie als Angehöriger sollten sich bewußt sein, daß Sie durch Ihr persönliches Verhalten den Patienten *entlasten* können. Ebenso können Sie ihn zusätzlich be- und überlasten, indem Sie ihn auffordern, sich zusammenzureißen. Denken Sie daran, daß der Mangel an Energie und Tatkraft nichts mit Willensschwäche zu tun hat, sondern daß der Betroffene während der depressiven Erkrankung nicht anders kann. »Sich zusammenreißen« hilft in keiner Weise! Denken Sie immer daran, daß Depression eine behandelbare Erkrankung ist, die Zeit und Geduld braucht.
2. Bringen Sie so viel Hilfe, Unterstützung und Geduld auf, wie Sie können!
3. Versuchen Sie, sich in den seelischen Zustand eines Depressiven einzufühlen. Geben Sie dem Depressiven zu verstehen, daß Sie seine Krankheit, seine Probleme und Gefühle so akzeptieren, wie sie sind.
4. Machen Sie dem Betroffenen keinesfalls Vorwürfe. Obwohl depressiven Menschen oft der Wille gesund zu werden zu fehlen scheint, ist dies typisch für die Depression. Geben Sie der Krankheit die Schuld, nicht dem Betroffenen.
5. Finden Sie sich damit ab, daß für eine bestimmte Zeit Ihr Lebenspartner wie gelähmt erscheint und kein Interesse und keine Freude an den Dingen des Lebens mehr aufweist.
6. Versuchen Sie, der Negativität entgegenzuwirken, ohne den Betroffenen zu verurteilen. Wenn der Betroffene zum Beispiel sagt, »Es hat keinen Sinn. Ich werde nie wieder imstande sein, an meine Arbeitsstelle zurückzukehren«, dann antworten Sie: »Es ist natürlich, daß du das so empfindest, wenn du depressiv bist. Warten wir ab, wie du darüber denkst, wenn es dir besser geht.«
7. Machen Sie sich selbst nichts vor. Wenn jemand, der Ihnen viel bedeutet, depressiv ist, dann werden Sie vielleicht Gefühle wie Traurigkeit,

Wut, Verärgerung und Frustration empfinden. Um der depressiven Person helfen zu können, sollten Sie diese Ihre eigenen Gefühle annehmen und versuchen, sie vielleicht durch Gespräche mit Freunden zu bewältigen. Aber geben Sie der depressiven Person nicht die Schuld daran, daß Sie sich so fühlen.

8. Beziehen Sie den Depressiven behutsam wieder in alle Aktivitäten ein, ohne ihn zu überfordern. Erwarten Sie aber nicht zuviel, denken Sie daran, daß die Depression sich nur in kleinen Schritten bessert. Ermutigen Sie dazu, auszugehen und zusammen mit Ihnen oder mit anderen kleine Unternehmungen zu machen. Ablenkung von depressiven Gedanken und Grübeleien ist sehr wichtig. Auch wenn es der Betroffene nicht lange in Gesellschaft aushält, so hilft dies doch etwas.
9. Sprechen Sie im Kreis der Angehörigen möglichst frühzeitig alle auftretenden Probleme (Beruf, finanzielle Konsequenzen, unerledigte Alltagsgeschäfte) an und teilen Sie diese eventuell auch dem behandelnden Arzt und Therapeuten mit.
10. Oft sind auch Ihre Kinder durch die Krankheit betroffen und reagieren mit Verunsicherung oder gar selbst mit der Entwicklung von Problemen, z.B. treten plötzlich Schul- und Leistungsprobleme auf oder ein Kind beginnt Verhaltensstörungen zu entwickeln. In einem solchen Fall sollten auch die Kinder über die Krankheit aufgeklärt werden. Auch kleine Kinder verstehen es schon, wenn man verdeutlicht, daß das veränderte Verhalten des Elternteils auf eine Krankheit zurückzuführen ist und nicht etwa seine Schuld ist.
11. Nehmen Sie Selbstmordandeutungen auf keinen Fall auf die leichte Schulter. Sie zeigen immer an, daß der Betroffene ernsthafte Schwierigkeiten hat. Gehen Sie darauf ein, hören Sie zu und teilen Sie das eventuell auch dem behandelnden Therapeuten oder Arzt mit bzw. überreden Sie den Betroffenen, es ihm mitzuteilen.
12. Reagieren Sie auch nicht mit Unverständnis und Ungeduld, wenn bestimmte Aufgaben im Haushalt oder Beruf nicht erfüllt werden.
13. Vermeiden Sie oberflächliche Ablenkungsversuche oder -bemühungen, um den Betroffenen aufzuheitern.

14. Flucht in den Urlaub oder eine fremde Umgebung sind in einer tiefen Depression keine Lösung.
15. Versuchen Sie, die Freunde des Betroffenen über seine Depression zu informieren und so zu erreichen, daß auch sie sich nicht entmutigen lassen und den Kontakt aufrechterhalten.

Mein Angehöriger soll oder ist bereits in Behandlung – Was kann ich tun?

Zu Beginn einer depressiven Erkrankung ist es vor allem wichtig, dem Betroffenen Hilfe und Unterstützung zu geben, professionelle Hilfe bei einem Arzt oder einem Psychotherapeuten zu finden. Ermutigen Sie Ihren Angehörigen dabei, helfen Sie den ersten Schritt zu machen, gegebenenfalls indem Sie ihn zum Hausarzt oder einem Nervenarzt begleiten. Dies ist in der Regel die größte Barriere – wenn sie überwunden ist, ist schon viel erreicht.

In der Behandlung selbst ist es für Sie als Angehöriger wichtig, sich immer zu verdeutlichen, daß weder die medikamentöse noch die psychologische Behandlung einen sofortigen Effekt aufweist. Alle, der Depressive wie auch seine Angehörigen, müssen deswegen – vor allem in der ersten Zeit der Behandlung – ein hohes Ausmaß an Geduld aufbringen. Die Dauer der Behandlung ist sehr unterschiedlich und erstreckt sich in der Regel über mehrere Monate. Unabhängig von der Behandlungsform ist erst nach 3 oder 4 Wochen eine deutliche Veränderung bemerkbar.

Die medikamentöse Behandlung hat eine Reihe von unangenehmen Begleiterscheinungen, vor allem zu Beginn der Therapie. Hier ist es für Sie als Angehörigem oder Freund wichtig, dem Patienten dabei zu helfen, mit diesen anfänglichen Problemen zu leben und nicht gleich von sich aus die Dosis zu verändern oder gar die Therapie abzubrechen. Sie sollten auch darauf achten, daß der Betroffene nur die vom Arzt verschriebenen, antidepressiv wirkenden Medikamente einnimmt und nicht etwa unkontrolliert weitere Medikamente zu sich nimmt. Jede Veränderung sollte mit dem

16

Ermutigen zu kleinen Aktivitäten

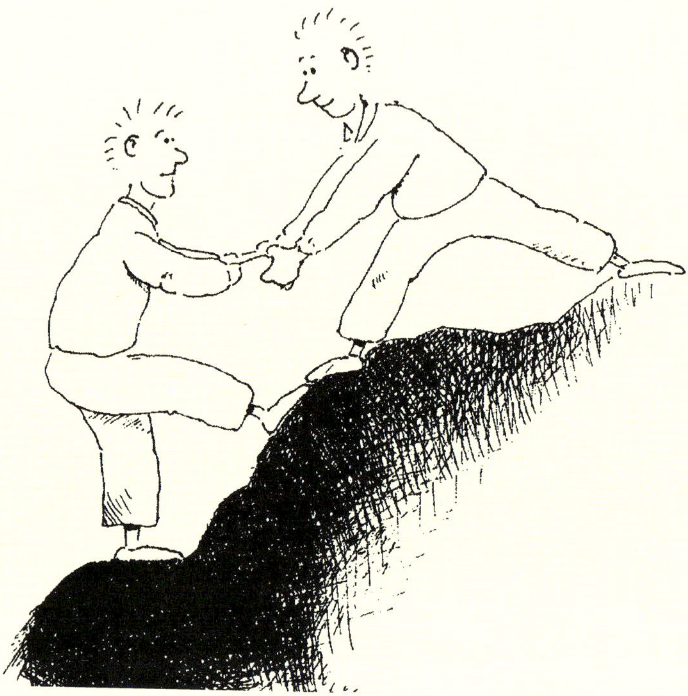

Arzt abgesprochen werden. Selbständig Medikamente abzusetzen ist wenig hilfreich und unter Umständen sehr schädlich.

Helfen Sie dem Patienten auch, daß die telefonischen und persönlichen Kontakte mit dem Arzt und Therapeuten eingehalten werden. Geben Sie Hilfestellung und Ermunterung. Für viele Patienten ist es bereits hilfreich, zu wissen, daß man Depressionen gut behandeln kann und daß die Therapie immer in kleinen Schritten verläuft. Man kann also die schwarze Brille nicht von heute auf morgen ablegen, aber mit Geduld und in kleinen Erfolgsschritten darauf hinarbeiten.

In der Verhaltenstherapie und Psychotherapie ist zwar ähnlich wie bei den Medikamenten bald eine Wirkung zu beobachten. Jedoch wird es auch häufiger zu Krisen beim Patienten kommen, da oft belastende und problematische Erlebnisse und Verhaltensweisen in der Therapie bearbeitet werden. Bedenken Sie aber, daß eine Psychotherapie in der Regel in Stadien erfolgt und daß »Krisen« im Verlauf der Therapie Voraussetzung für langfristige Verbesserungen sind. In einigen Fällen wird der Therapeut Sie als Angehörigen möglicherweise auch einladen, zu einigen Partnergesprächen oder zu Informationsgesprächen zu kommen, um Sie über den Verlauf der Therapie und möglicherweise auch praktische Hilfestellung, die von Ihnen ausgehen könnte, zu informieren.

▶ Merksätze für das Verhalten in der Behandlung

● Ermuntern Sie den Betroffenen, sich um Hilfe zu bemühen

Machen Sie der Person, die meint, Depression sei eine Charakter- oder Willensschwäche bzw. selbstverschuldet, klar, daß Depression eine behandelbare Krankheit ist. Falls sich der oder die Betroffene weigert, sich in Behandlung zu begeben, und Ihr Familienleben darunter leidet, dann bestehen Sie notfalls mit Nachdruck darauf, mit ihm/ihr zusammen zu einem Arzt oder Therapeuten zu gehen. Eine manische Episode (d.h. plötzlich auftretendes extrem unangepaßtes und potentiell schädliches Verhalten bei übermäßig guter Stimmungslage) ebenso wie alle Vorbereitungen oder konkreten Gedanken an Selbstmord sollten sofort und ohne zu warten ärztlich behandelt werden. Um der eigenen Sicherheit des Patienten willen ist oft eine sofortige Einweisung ins Krankenhaus erforderlich. Rufen Sie Ihren Hausarzt oder eine der Klinikambulanzen und Krisenzentren in Ihrer Umgebung an.

● Ist der Betroffene selbstmordgefährdet, dann veranlassen Sie – wenn nötig – selbst eine Behandlung für ihn

Seien Sie hellhörig für direkte oder verschleierte Drohungen und achten Sie auf Verhaltensweisen, die auf Selbstmordvorbereitungen hindeuten können (Medikamente horten, Beschäftigung mit Waffen oder potentiell selbstgefährdenden Gegenständen). Falls der Patient bereits in Behandlung ist, dann rufen Sie den Arzt oder Therapeuten vielleicht sogar selbst an.

- **Geduld und Ermutigung in der Behandlung**

  Weder die medikamentöse noch die psychologische Behandlung hat einen sofortigen Effekt. Betroffene und Angehörige müssen deswegen in der ersten Zeit der Behandlung ein hohes Ausmaß an Geduld aufbringen.

- **Umgang mit Therapiekrisen**

  In der Verhaltenstherapie und Psychotherapie wird es oft auch zu Krisen beim Patienten kommen, da oft belastende und problematische Erlebnisse und Verhaltensweisen in der Therapie bearbeitet werden. Bedenken Sie aber, daß eine Psychotherapie in der Regel in Stadien erfolgt und daß »Krisen« im Verlauf der Therapie Voraussetzung für langfristige Verbesserungen sind.

- **Medikamenteneinnahme**

  Falls der Betroffene sich dagegen sträubt, weiterhin seine Medikamente einzunehmen, oder sich dabei nicht an die ärztlichen Anweisungen hält, dann bitten Sie den Betroffenen, in ein gemeinsames Gespräch mit dem verordnenden Arzt oder einem anderen Psychotherapeuten einzuwilligen. So können gemeinsam mit Ihrer Hilfe diejenigen Probleme besprochen werden, die durch die Weigerung des Patienten, die medikamentöse Therapie fortzusetzen, für alle Beteiligten entstehen könnten.

- **Abbruch der Behandlung**

  Manchmal kann durch die Hinzuziehung eines Psychotherapeuten bzw. Psychiaters, der nicht an der laufenden Behandlung des Patienten beteiligt ist, aufgeklärt werden, ob ein Konflikt zwischen dem Patienten und dem verordnenden Arzt den Abbruch der Behandlung verursacht hat. Man halte sich jedoch vor Augen, daß es letztlich am verschreibenden Arzt und am Patienten selbst liegt, alle psychologischen und physiologischen Schwierigkeiten aus dem Weg zu räumen und zu einer für alle Beteiligten annehmbaren Lösung zu gelangen.

- **Selbstverantwortung des Depressiven**

  Bedenken Sie aber auch, daß nicht Sie es sind, der an der Krankheit bzw. den Nebenwirkungen der Medikation leidet. Vielmehr ist es die Person, die das Medikament nimmt, die letzten Endes mit beidem klarkommen und entscheiden muß, ob der Nutzen der verordneten Medikamente schwerer wiegt als deren unerfreuliche Nebenwirkungen.

- **Hoffnung**

  Verlieren Sie bei alledem nicht die Hoffnung und die Zuversicht. Obwohl der Patient die verordneten Medikamente gegenwärtig nicht nach Vorschrift nimmt, könnte es doch sein, daß er zu einem späteren Zeitpunkt erkennt, daß eine Therapie nötig ist, um seine Lebensqualität zu verbessern. Manchmal akzeptieren Menschen mit schweren Krankheiten wie einer Bipolaren Störung eine lebenslange Medikation erst, nachdem sie wiederholt erfahren haben, daß sie ohne diese nicht gesund bleiben können.

- **Suchen Sie Beistand**

  Viele Organisationen bieten Selbsthilfe, Austausch und Ratschläge auch für Angehörige. Da Sie in der Depression mit dem Betroffenen nicht über Ihre Sorgen und Schuldgefühle sprechen sollten, kann es oft helfen, sich mit anderen Betroffenen auszusprechen.

- **Rückfallverhütung**

  Patienten mit Depression haben ein erhöhtes Risiko, nach einer Behandlung im Laufe der Zeit einen Rückfall in eine erneute Depression zu erleiden. Dies gilt insbesondere dann, wenn zu schnell nach einer Besserung die Behandlung abgebrochen wird. Es ist daher sehr wichtig, rechtzeitig Maßnahmen zu treffen, die einer neuen depressiven Phase oder der Chronifizierung einer depressiven Erkrankung vorbeugen. Deshalb ist es wichtig, auch nach Abklingen der Depression die therapeutischen Schritte – seien sie medikamentöser oder psychotherapeutischer Art – fortzusetzen. Es ist auch vielerorts möglich, an besonderen Rückfallvorbeugungsprogrammen teilzunehmen. Vorbeugungsprogramme haben zum Ziel, verschiedene Methoden und Techniken zu vermitteln, die den Umgang mit solchen Problemen erleichtern, die die Depression bedingen oder aufrechterhalten. Fragen Sie Ihren Arzt, und Therapeuten oder die behandelnde Klinik danach.

Depressionen im höheren Alter

Übersicht

1. Depression im Alter ist kein Schicksal
2. Depressionen im Alter sind auch behandelbar
3. Was ist bei der Behandlung zu beachten?

Depression im Alter ist kein Schicksal

Mancher von Ihnen mag vielleicht der Meinung sein, daß Älterwerden an sich schon deprimierend ist, da es ja gerade in diesem Lebensabschnitt zu vermehrten gesundheitlichen Problemen, aber auch zu einschneidenden sozialen Veränderungen kommt, die nicht leicht zu verkraften sind: Das Gehör und die Sehkraft mögen nachlassen, die allgemeine körperliche Geschicklichkeit und Schnelligkeit vermindert sich, es stellt sich eine »Blasenschwäche« ein, der Schlaf wird leichter und oberflächlicher, vielleicht läßt auch das Gedächtnis für kürzlich zurückliegende Ereignisse etwas nach. Mit dem Alter steigt die Wahrscheinlichkeit, an behandlungsbedürftigen Erkrankungen des Herz-Kreislauf-Systems (z.B. Herzinsuffizienz, Bluthochdruck, Schlaganfall), Gelenkerkrankungen (Rheuma), Zuckerkrankheit, Parkinsonscher Erkrankung, dementiellen Erkrankungen (z.B. Alzheimersche Erkrankung) und/oder bösartigen Tumoren zu leiden.

Nicht selten ist es so, daß bei ein und demselben älteren Menschen einige dieser Erkrankungen zusammenfallen – wir nennen das dann Multimorbidität –, was dazu führt, daß z.B. in der Bundesrepublik im Durchschnitt ein über 65jähriger mindestens drei verschiedene Diagnosen hat und täglich bis zu fünf verschiedene Medikamente einnehmen muß.

Dazu kommt noch, daß ältere Menschen sich mit der Veränderung ihrer sozialen Rolle konfrontiert sehen: Die Kinder sind aus dem Haus, wohnen vielleicht weit weg, kommen bestenfalls nur an Weihnachten oder zum Geburtstag der Eltern nach Hause. Man wird berentet oder pensioniert, der Beruf muß aufgegeben werden – ein einschneidendes Erlebnis, besonders für solche, denen der Beruf »mein ein und alles« war. Möglicherweise muß man auch wegen körperlicher Beschwerden und verminderter finanzieller Ressourcen das große Haus oder die große Wohnung zugunsten einer kleineren Wohnung aufgeben und damit einen Wohnortwechsel in Kauf nehmen. Weil man selbst vielleicht nicht mehr so mobil ist, trifft man die alten Freunde, die sich in einer ähnlichen Situation befinden, nicht mehr so häufig, auch fällt es zunehmend schwerer, neue Bekanntschaften zu schließen, und im schlimmsten Fall muß man miterleben, wie man den Ehepartner oder gute Freunde durch Tod verliert.

Nachdem Sie das jetzt alles gelesen haben, denken Sie vielleicht: »Kein Wunder, daß ich mich depressiv fühle, das gehört wohl zum Altern dazu, da muß ich mich reinfügen, das ist eben das Schicksal des Älterwerdens.« *Dies ist keinesfalls so!* Auch wenn eines oder mehrere der oben angesprochenen Probleme bei Ihnen vorliegen, müssen Sie sich nicht schicksalhaft in Ihre »Depression« fügen! Sie können etwas dagegen unternehmen.

Auch im Alter ist eine Depression behandelbar

Ein erster wichtiger Schritt besteht darin, mit Ihrem Hausarzt darüber zu sprechen. Machen Sie ihn auf Ihre seelischen Beschwerden aufmerksam, auch wenn Sie glauben, daß diese nicht so schlimm und ausgeprägt sind, wie sie im Abschnitt »Wie erkennt man eine Depression?« aufgeführt sind.

Viele Untersuchungen haben nämlich gezeigt, daß gerade bei älteren Menschen häufig nicht das typische Bild der Major Depression vorliegt, sondern daß sie eher über unbestimmte Gefühle des Sich-nicht-wohl-Fühlens, des Interesse- und Energieverlustes, über Schmerzen, Schwindelgefühle und unklare Gewichtsabnahme klagen. Ihr Arzt wird sich dann überlegen, was als Auslöser Ihrer Depression in Frage kommt. Ganz grob können wir vier verschiedene Bereiche unterscheiden; es gibt da natürlich Überlappungen:

1. Sie haben schon früher an episodisch wiederkehrenden Depressionen gelitten, mußten vielleicht kürzlich wegen eines Oberschenkelhalsbruches, den Sie sich bei einem Sturz zugezogen hatten, operiert werden, für einige Wochen im Krankenhaus sein und kommen »jetzt nicht mehr so richtig auf die Beine«. Obwohl Ihnen der Chirurg versichert, daß die Operation gut verlaufen ist und Sie jetzt eigentlich »wie neu« sind, fühlen Sie sich unsicher, hilflos, niedergeschlagen, leiden unter Schlafstörungen. Sie wissen zwar, daß Sie zu Depressionen neigen, haben Sie doch in der Vergangenheit schon mehrere solcher Episoden mitgemacht, doch diesmal »fühlt es sich anders an«: Ganz im Vordergrund der Beschwerden stehen das Gefühl der Hilflosigkeit und Schwäche sowie die Schmerzen. Wichtig ist es jetzt, daß Sie dies nicht als schicksalhaft hinnehmen, sondern erkennen, daß durch die körperliche Erkrankung eine erneute Phase Ihrer schon früher erlebten Depression ausgelöst worden ist, die rasch behandelt werden sollte. Wir wissen heute aus vielen Studien, daß gerade bei älteren Menschen – übrigens auch bei solchen, die bisher in ihrem Leben noch nie eine Depression erlebt haben – körperliche Erkrankungen jeder Art, besonders wenn sie zu einem vorübergehenden Krankenhausaufenthalt zwingen, die häufigsten Auslöser für Depressionen sind.
2. Möglicherweise liegt bei Ihnen eine andere körperliche Erkrankung vor, die nicht nur im Alter gehäuft auftritt, sondern auch überzufällig häufig mit behandlungsbedürftigen Depressionen einhergeht, wie z.B. Zuckerkrankheit, die Parkinsonsche Erkrankung oder ein Schlaganfall, um nur einige wenige zu nennen. Es ist natürlich nur zu verständlich, daß ein Mensch, der an einer möglicherweise chronischen, behindernden oder sogar lebensbedrohlichen Erkrankung leidet, besorgt und beunruhigt ist und vorübergehend eher pessimistischen Gedanken nachhängt.

   Aber entgegen einer weitverbreiteten Laienmeinung ist es durchaus nicht so, daß chronisch Kranke – auch solche, die schwerstkrank und behindert sind – auch an einer behandlungsbedürftigen Depression erkranken. Auf der anderen Seite wissen wir, daß es gewisse Erkrankungen – wie die oben genannten – gibt, die sehr oft mit Depressionen vergesellschaftet sind, auch dann, wenn diese körperlichen Erkrankungen vom Arzt oder von den Angehörigen als eher leicht und wenig behindernd eingeschätzt werden. Wenn Sie also an einer chronischen körperlichen Alterserkrankung leiden und sich dabei depressiv fühlen, reden Sie mit Ihrem Arzt darüber.

3. Wie schon gesagt, leiden ältere Menschen häufiger an mehreren verschiedenen körperlichen Erkrankungen und nehmen täglich bis zu fünf verschiedene Medikamente ein, was bedeutet, daß sie pro Tag im Durchschnitt bis zu 20 verschreibungspflichtige Pillen schlucken, nicht gezählt die freiverkäuflichen Präparate! Berichten Sie Ihrem Arzt genau, welche Medikamente Sie einnehmen, in welcher Dosierung und zu welcher Tageszeit; vergessen Sie auch nicht die freiverkäuflichen Medikamente (z.B. Schlaf- und Beruhigungsmittel), die sogenannten homöopathischen Medikamente oder Aufbau- und Stärkungstrunks (z.B. Biovital, Klosterfrau Melissengeist; viele dieser Trunks enthalten nämlich nicht unerhebliche Mengen von Alkohol!).
   Es ist wichtig, daß Ihr Arzt genau weiß, welche Medikamente Sie einnehmen, denn: Verschiedene Präparate zur Behandlung des hohen Blutdrucks (sogenannte Antihypertensiva wie z.B. Clonidin, Guanitidin, Methyldopa, Betablocker, Reserpin – letzteres ist noch in manchen pflanzlichen Heilmitteln enthalten) sowie bestimmte Rheumamittel (sogenannte nichtsteroidale Antiphlogistika wie Ibuprofen, Indometacin, Naproxen), Magenschutzmedikamente (wie z.B. Histamin-H_2-Antagonisten) – alles Medikamente, die von älteren Menschen besonders häufig eingenommen werden – können eine Depression auslösen. Dies ist zwar eher selten, kommt aber durchaus vor und ist dann durch einen Wechsel des Präparates in der Regel gut zu behandeln.
   Gerade ältere Menschen klagen häufiger über schlechten Schlaf und nehmen deshalb sogenannte Benzodiazepine zur Nacht ein. Benzodiazepine (z.B. Adumbran, Lexotanil, Valium, Tavor) sind rezeptpflichtige Schlaf- und Beruhigungsmittel, die – über längere Zeit eingenommen – abhängig machen können und dann gelegentlich auch einmal eine Depression auslösen können. Falls Sie vermuten, daß Ihre Depression mit einer regelmäßigen Benzodiazepineinnahme zusammen-

hängt, setzen Sie *keinesfalls* das Präparat sofort ab. Diese Präparate müssen unter ärztlicher Überwachung langsam »ausgeschlichen« werden.

4. Wie bei jüngeren Menschen auch, können schwerwiegende Verlusterlebnisse (z.B. Tod eines nahen Angehörigen) Depressionen auslösen. Im Prinzip unterscheidet sich die seelische Reaktion (Trauer) auf ein schwerwiegendes Verlusterlebnis hinsichtlich Stärke und Ausgestaltung nicht bei jüngeren und älteren Menschen. In der Regel lassen nach längstens 6 bis 9 Monaten die tiefe Verzweiflung und das schmerzliche Verlorenheitsgefühl deutlich nach und weichen einer nur gelegentlich auftretenden, meist situativ (Weihnachten, Geburtstag) ausgelösten Wehmut.
   Bei älteren Menschen allerdings besteht die Gefahr, daß die Trauerreaktion schleichend in eine chronische Depression übergeht, besonders wenn schon mehrere Verlusterlebnisse eingetreten sind, nur wenige Ansprechpartner zur Verfügung stehen und/oder der Trauernde selbst körperliche Probleme hat. Wenn eine solche Situation bei Ihnen vorliegt, sprechen Sie mit Ihrem Arzt darüber, lassen Sie sich Adressen für Selbsthilfegruppen geben, gehen Sie dort mehrmals hin, auch wenn es Ihnen beim ersten Mal gar nicht gefällt. Scheuen Sie sich auch nicht, möglichst frühzeitig mit Ihrem Arzt die mögliche Einnahme einer vorübergehenden antidepressiven Medikation zu diskutieren, um einer Chronifizierung der Trauerreaktion entgegenzuwirken.

Was ist bei der Behandlung zu beachten?

Im Prinzip unterscheidet sich die Behandlung der Depression bei älteren Menschen nicht von der bei jüngeren. Wenn Sie diesen Ratgeber bisher aufmerksam gelesen haben, werden Sie festgestellt haben, daß in der Regel die Behandlung der Depression – egal aus welcher Ursache heraus sie entstanden und bei wem sie aufgetreten ist – auf zwei Säulen ruht: der Psychotherapie und der Pharmakotherapie, d.h. der Behandlung mit Medikamenten. Dieses Vorgehen sollte auch bei der Behandlung der Altersdepression eingeschlagen werden, allerdings mit einigen Besonderheiten, die Sie kennen und in Betracht ziehen sollten:

Es mag ratsam sein, auch schon bei einer eher leichter ausgeprägten Depression die Behandlung derselben *stationär* zu beginnen. Sie mögen jetzt vielleicht voller Entsetzen denken: »Um Gottes willen, nicht schon wieder in eine Klinik, ich war doch erst letztes und vorletztes Jahr wegen Herzbeschwerden und wegen eines Knochenbruches im Krankenhaus; wenn das so weitergeht, werde ich ja noch ganz unselbständig und habe überhaupt nichts mehr vom Leben!«

Sie haben natürlich recht; wann immer möglich, sollte der ambulanten Behandlung der Vorzug gegeben werden, aber bitte bedenken Sie folgendes: Ältere Menschen haben häufig mehrere andere körperliche Erkrankungen und nehmen verschiedenartigste Medikamente ein. Dies führt dazu, daß die Pharmakotherapie der Depression am Anfang genau überwacht werden muß, um Medikamentenwechselwirkungen und -nebenwirkungen schnell zu erkennen und eine optimale Pharmakotherapie zu finden. So können z.B. bestimmte Antidepressiva die Wirkung von blutdrucksenkenden Medikamenten aufheben, aber auch verstärken, d.h., am Anfang einer antidepressiven Medikation muß gegebenenfalls der Blutdruck engmaschig, mehrmals am Tag, gemessen und häufiger ein EKG abgeleitet werden.

Auch können Antidepressiva die blutzuckersenkende Wirkung bestimmter Antidiabetika verstärken, d.h., auch hier muß eine Diabetes-Therapie angepaßt werden, um Unterzuckerungszustände zu vermeiden. Ebenso muß gegebenenfalls die Behandlung einer Herzinsuffizienz mit Entwässerungstabletten (Diuretika) oder die Behandlung von Herzrhythmusstörungen mit Antiarrhythmika unter einer Therapie mit Antidepressiva verändert werden.

Antidepressiva sind wirkungsvolle Medikamente, die zwar nicht zur Abhängigkeit führen, aber unerwünschte Wirkungen haben, wie z.B. Mundtrockenheit, Verschwommensehen, Schwindelneigung, Verstopfung, Blasenentleerungsstörungen, Unruhezustände, Übelkeit. In der Regel lassen die unerwünschten Wirkungen nach 1–2 Wochen Behandlung deutlich nach, einige verschwinden sogar ganz. Aber gerade in diesen ersten Wochen verliert der Patient oft den Mut, fragt sich, ob nicht durch die Medikamente

»alles nur schlimmer« wird, da er den antidepressiven Effekt der Medikamente frühestens nach 3–4 Wochen Behandlung deutlich spüren kann. Ein wichtiger Aspekt der stationären Therapie liegt darin, daß Ihnen über diese erste schwierige Phase hinweggeholfen wird. Dies ist eine nicht zu unterschätzende Wirkung des stationären Therapiebeginns, da es gar nicht selten passiert, daß der Patient bei Auftreten solcher unerwünschter Wirkungen entweder die Dosis eigenmächtig reduziert oder aber sich ganz gegen eine medikamentöse Therapie der Depression entscheidet, was besonders bei Älteren dazu führen kann, daß die Depression stetig schlimmer wird, chronifiziert, und daß damit auch die körperlichen Probleme zunehmen.

Beginnen Sie aber Ihre antidepressive Behandlung stationär, so können nicht nur die Wechselwirkungen der Antidepressiva mit den anderen Medikamenten, die Sie einnehmen müssen, genau überwacht werden, sondern Ihnen kann auch über die erste schwierige Zeit der antidepressiven Medikation durch ständige Unterstützung des Pflegepersonals, aber auch durch Mitpatienten hinweggeholfen werden. Besonders dann, wenn Sie eher zurückgezogen leben, nur noch wenig soziale Kontakte haben, kann die vorgegebene Struktur des Klinikalltags und die Gemeinschaft auf der Station Ihnen helfen, die »Schwellenangst« bezüglich einer psychotherapeutischen Zusatzbehandlung zu überwinden.

Kliniken, die eine Spezialabteilung zur Behandlung von Altersdepressionen haben, bieten heute alle neben Hockergymnastik, Beschäftigungstherapie und gestuftem Aktivitätstraining auch die Behandlung in sogenannten »Seniorengruppen« an. Zweimal pro Woche werden dort zum einen nach verhaltenstherapeutischen Prinzipien Kontakt- und Kommunikationsverhalten geübt, ein Selbstsicherheits- und Durchsetzungstraining durchgeführt, Selbstbelohnungsstrategien im Rahmen eines Genußtrainings wiedererlernt, zum anderen können Informationen über Altersdepressionen eingeholt werden, über deren Behandlung und Vorbeugung sowie über Themen wie Schlaf, Ernährung und Sexualität im Alter.

Wie alle Lebewesen, müssen auch wir Menschen uns damit abfinden, daß mit dem Älterwerden »die Kräfte nachlassen« und wir vermehrt an die Endlichkeit unserer Existenz erinnert werden. Aber nicht schicksalhaft und unausweichlich gehört zum Älterwerden eine Depression!

Wie findet man einen geeigneten Therapeuten?

Die Entscheidung, wegen psychischer Probleme professionelle Hilfe aufzusuchen, ist grundsätzlich schwierig. Viele Betroffene sehen es als persönliches Versagen an, wenn sie nun Hilfe von außen benötigen. Andere sind so schwer erkrankt, daß sie ohne äußere Hilfe nicht mehr die Kraft aufbringen, sich zu einem Besuch bei einem Spezialisten zu entscheiden. Hinzu kommen die Schwierigkeiten der Entscheidung, wen man aufsucht, welche Art von Therapie oder Behandlung man wählen sollte und in welcher Art von Einrichtung, z.B. stationärer oder ambulanter Art, die Behandlung stattfinden sollte. Grundsätzlich sind zwar viele verschiedene Berufsgruppen an der Diagnose, Therapie und Langzeitbetreuung von Personen mit psychischen Störungen beteiligt,

- *Anlaufstellen* für psychische Störungen und insbesondere depressive Erkrankungen *sollten jedoch grundsätzlich nur zur Diagnostik und Therapie zugelassene Ärzte und Psychologen sein.* Diese werden zumeist über Ihren Hausarzt im Überweisungsverfahren vermittelt.

Zugelassene und qualifizierte Ärzte und Diplom-Psychologen arbeiten in der Regel in Praxen, in psychotherapeutischen, psychosomatischen und psychiatrischen Ambulanzen sowie in psychiatrischen, psychotherapeutischen oder psychosomatischen Krankenhäusern. Im einzelnen sind dies:

- *Psychiater oder Nervenärzte* (also Ärzte mit einer Facharzt-Weiterbildung),
- von der Kasse zugelassene *ärztliche Psychotherapeuten* (also Ärzte, die eine psychotherapeutische Weiterbildung aufweisen). Dies können Ärzte aller Fachrichtungen sein, die eine Zusatzausbildung in Psychotherapie durchlaufen haben. Die Ausrichtung erkennen Sie an der auf dem Arztschild angeführten Zusatzbezeichnung (Psychotherapie, Verhaltenstherapie usw.),

Wer ist der richtige Arzt und Therapeut für mich?

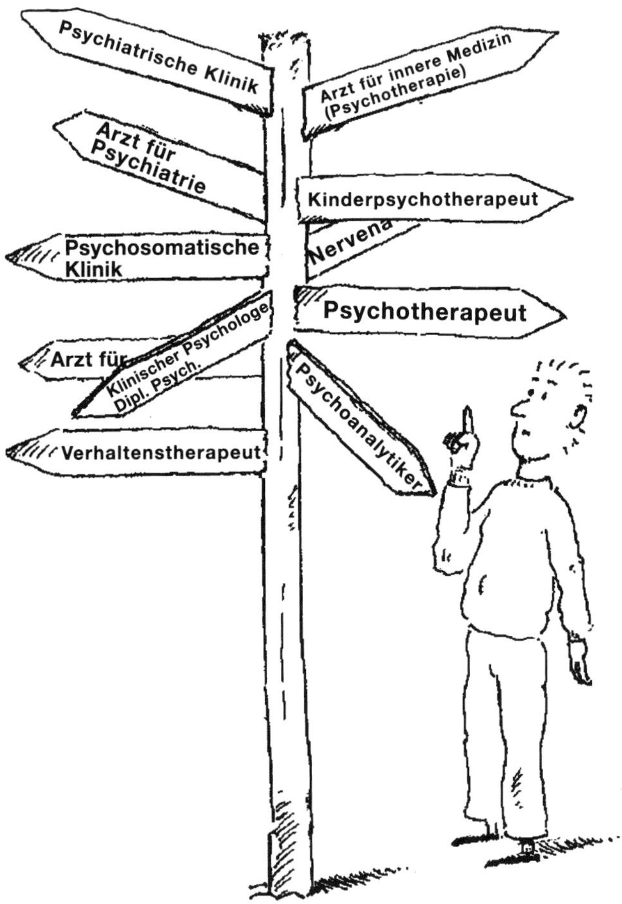

- von der Krankenkasse zugelassene *psychologische Psychotherapeuten* (hierüber informiert, falls Ihr Hausarzt nicht weiterhelfen kann, Ihre Krankenkasse)
- sowie vom Berufsverband Deutscher Psychologen zugelassene *Klinische Psychologen.*

Bei all diesen Personenkreisen können Sie davon ausgehen, daß

1. die Behandlungskosten von ihrer Krankenkasse zumindest teilweise getragen werden,
2. sie eine qualifizierte und anerkannte Aus- und Weiterbildung haben,
3. sie auch grundsätzlich für die Behandlung von Depressionen geeignet sind.

Beachten Sie aber im Falle von Psychologen, ob es auch wirklich Diplom-Psychologen sind, da der Begriff »Psychologe« als solcher nicht hinreichend gesetzlich geschützt ist. Darüber hinaus ist darauf hinzuweisen, daß es auch viele qualifizierte Diplom-Psychologen gibt, die aus verschiedenen Gründen nicht wie oben beschrieben zugelassen sind. Auch gibt es viele Hausärzte, die durchaus qualifiziert sind, auch eine Depressionsbehandlung durchzuführen. Allerdings kann in diesen Fällen nicht generell davon ausgegangen werden, daß die Behandlung auch fachlich kompetent durchgeführt wird.

Beachten Sie ferner:

- Nur Ärzte dürfen Medikamente verschreiben.
- Nur Ärzte können über labortechnische Untersuchungen klären, ob organische Gründe bei Ihrer Depression eine Rolle spielen.
- Nicht alle Psychotherapeuten sind in den in diesem Buch beschriebenen Verfahren ausgebildet. Achten Sie deshalb z.B. auf den Hinweis »Verhaltenstherapie«, wenn es um eine Behandlung einer akuten Depression geht!
- Andere Berufsgruppen, die also weder Ärzte noch Diplom-Psychologen sind, sind nicht umfassend genug ausgebildet, um gut begründete und eigenverantwortliche Diagnostik durchzuführen und Therapieentscheidungen auszusprechen.

- Beratungsstellen, Kriseninterventionszentren, schulpsychologische Dienste sowie die Telefonseelsorge können bei depressiven Erkrankungen nur Hinweise auf Therapeuten, Hilfseinrichtungen und Überbrückungshilfen geben.
- Für Kinder und Jugendliche gibt es zusätzlich vielerorts spezielle Anlauf- und Behandlungsstellen – die Kinder- und Jugendlichenpsychiater und die Kinder- und Jugendlichenpsychotherapeuten.
- Es ist üblich, daß Psychiater und andere Ärzte in verschiedenen Phasen der Behandlung gleichzeitig mit Psychotherapeuten zusammenarbeiten. Medikamente und Psychotherapie sind kein Widerspruch, sondern eher die Regel!
- Vor Aufnahme einer Psychotherapie ist in der Regel ein sogenanntes Gutachterverfahren erforderlich, bei dem Ihr Therapeut einen vertraulichen Bericht und Behandlungsplan erstellt, der von einem unabhängigen Gutachter überprüft wird. Erst danach wird die eigentliche Behandlung beginnen können.

Einige Richtlinien für einen ersten Besuch beim Arzt oder Psychotherapeuten

Wenn Sie an einen Psychiater oder Psychotherapeuten überwiesen werden, ist es natürlich, daß Sie sich fragen und vielleicht Sorgen machen, was während der ersten Sitzungen geschehen wird. Diese Sorgen sind oft zum Teil durch die Natur einer solchen Konsultation als solche bedingt. Viele Menschen fühlen sich unbehaglich, wenn sie einem Fremden ihre persönlichen Lebensumstände offenbaren sollen (obwohl dieser Fremde ein Arzt oder anderer Spezialist für psychische Störungen ist), während es anderen peinlich ist, zuzugeben, daß sie außerstande sind, allein mit ihren Problemen fertigzuwerden. Manche Menschen sorgen sich, ihre Symptome könnten bedeuten, daß sie »verrückt« sind oder daß sie der Therapeut aufgrund ihres Problems irgendwie negativ beurteilen wird.

Dies alles sind normale Gefühle. Man sollte sich jedoch vor Augen halten, daß professionelle Helfer, die auf psychische Probleme spezialisiert sind, ein weitgespanntes Verständnis vieler Spielarten menschlichen Verhaltens haben. Der Psychotherapeut ist da, um zu helfen, um zuzuhören und um einen Therapieweg festzulegen.

Um den Therapeuten zu unterstützen und größtmöglichen Nutzen aus der Behandlung zu ziehen, sollten Sie als Patient die folgenden Merksätze beachten:

▶ Merksätze

1. Seien Sie ehrlich. Wenn Sie nicht aufrichtig und offen sind, dann machen Sie es Ihrem Therapeuten schwer, das Problem richtig zu verstehen.
2. Äußern Sie Ihre Gedanken und Gefühle freimütig.
3. Haben Sie Vertrauen zu den professionellen Fähigkeiten des Therapeuten. Machen Sie sich bewußt, daß er oder sie viele Patienten mit ähnlichen Problemen behandelt hat und ein Experte für menschliches Verhalten ist.
4. Haben Sie keine Geheimnisse vor Ihrem Therapeuten und kümmern Sie sich nicht um den Eindruck, den Sie auf ihn machen. Sie werden die Achtung und Anteilnahme Ihres Therapeuten nicht verlieren, gleichgültig, wie schwierig und belastend Ihr Problem auch ist.
5. Wenn Sie dem Therapeuten über Ihr Problem berichten, dann werden Sie vielleicht starke Emotionen wie heftige Wut oder Traurigkeit empfinden; scheuen Sie jedoch nicht davor zurück, über Ihre Gefühle zu sprechen bzw. Ihren Therapeuten wissen zu lassen, wie Sie sich fühlen.
6. Stellen Sie sich, vielleicht sogar schriftlich, eine Liste von Fragen zusammen. Zögern Sie nicht, den Therapeuten zu fragen, was seine oder ihre Meinung über Ihr Problem ist und welche Art von Behandlung er oder sie empfehlen will – wie auch hinsichtlich der Risiken, Komplikationen, der Vorzüge und Kosten der Behandlung.
7. Schämen oder genieren Sie sich nicht, wenn Sie merken, daß es Ihnen schwerfällt, zu reden. Über emotional brisante Dinge zu sprechen, löst oft starke Angst aus. Selbst der beredteste Mensch fühlt sich dann manchmal außerstande, sich klar und präzise zu äußern.

Fragen und Antworten

▶ ***Frage:* Wie kann ich beurteilen, ob ein bestimmter Psychotherapeut gut ist?**

Antwort: Wenn der Therapeut gegen gesetzliche oder ethische Behandlungsnormen verstößt oder keine entsprechende Ausbildung hat, dann liegt es auf der Hand, daß man sich ihm nicht zu einer Behandlung anvertrauen bzw. diese bei ihm fortsetzen sollte.

Häufiger lautet die eigentliche Frage jedoch, ob der oder die Betreffende ein guter Therapeut für Sie persönlich ist. Um diese Frage zu beantworten, sollten Sie sich zunächst klar darüber werden, *was genau* Ihnen in der Therapie wichtig ist. Falls Sie z.B. eine bestimmte Therapieform bevorzugen, dann vergewissern Sie sich vor Beginn der Behandlung, ob der Therapeut diese praktiziert und welche Ausbildung er dafür mitbringt. Bedenken Sie, daß es zahlreiche Schulen und Techniken psychotherapeutischer Behandlung gibt und daß die Art des Umgangs eines Therapeuten mit dem Patienten oft von der angebotenen Behandlungsart abhängt. Z.B. wird der Therapeut bei einer Psychoanalyse in der Regel relativ wenig sprechen und Ihnen wenige konkrete Anweisungen geben. Besprechen Sie also Ihre Behandlungsziele und Erwartungen mit dem Therapeuten, und stellen Sie fest, ob er oder sie diese für angemessen hält. Stellen Sie sich im Laufe der Behandlung außerdem folgende Fragen:

- Gibt Ihnen der Therapeut Rückmeldungen? Haben Sie den Eindruck, daß er oder sie Verständnis dafür hat, wie Sie denken und fühlen?
- Hilft Ihnen der Therapeut, Ihre Probleme konkret anzugehen? Wenn Sie beispielsweise dazu neigen, Schwierigkeiten aus dem Weg zu gehen, gestattet Ihnen Ihr Therapeut, Ihre Probleme weiterhin zu meiden, oder ermutigt er Sie, sich mit ihnen konkret auseinanderzusetzen?

- Beharrt Ihr Therapeut darauf, daß nur sein Ansatz Ihnen helfen könne? Falls Ihnen ein Psychiater oder Psychotherapeut z.B. erklärt, daß er niemals eine medikamentöse Behandlung empfehle (oder umgekehrt, daß nur Medikamente wirken), dann sollten Sie in Betracht ziehen, sich von einem anderen Experten beraten zu lassen.
- Hilft Ihnen die Behandlung, Ihre Entscheidungen aufgrund Ihrer eigenen Persönlichkeit zu treffen und nicht aufgrund dessen, was andere Leute denken oder die gesellschaftliche Konvention diktiert? Ein guter Therapeut wird sich auf Sie konzentrieren und auf das, was für Sie richtig ist.

▶ ***Frage:* Woher weiß ich, ob das Medikament, das mir mein Psychiater verschrieben hat, das richtige für meine Störung ist? Ich habe eine Freundin, bei der ebenso wie bei mir eine Depression diagnostiziert wurde, aber sie bekommt ein anderes Medikament.**

Antwort: Ebenso wie bei Herzmedikamenten gibt es oft mehr als ein Psychopharmakon, das sich zur Behandlung einer bestimmten Störung eignet. Der verordnende Arzt wird sich für ein bestimmtes Medikament entscheiden, abhängig von Ihren spezifischen Symptomen, Ihrer medizinischen Vorgeschichte (möglicherweise haben Sie ein klinisches Bild wie z.B. Bluthochdruck, das ein Medikament angezeigter erscheinen lassen kann als ein anderes) und seiner klinischen Erfahrung mit verschiedenen Arzneimitteln. Ersuchen Sie Ihren Arzt, Ihnen die Wahl des Medikaments und die Vorteile der von ihm oder ihr empfohlenen Behandlung zu erklären.

▶ ***Frage:* Woher weiß ich, daß die Behandlung wirkt?**

Antwort: Die Antwort hängt von der Art Ihres Problems und den konkreten und persönlichen Zielen ab, die Sie sich selbst in der Behandlung gesetzt haben. Bei einer Störung wie einer Depression sollte Ihnen Ihr Therapeut Anhaltspunkte dafür geben, mit welchen Fortschritten Sie rechnen können und wie lang es dauern sollte, bis sich eine Verbesserung Ihrer Symptome zeigt. Falls Sie innerhalb des genannten Zeitrahmens keine Besserung merken, sollten Sie dies mit Ihrem Therapeuten besprechen. Es könnte eine Änderung der Gestaltung Ihrer Therapie notwendig sein.

▶ ***Frage:* Woher weiß ich, daß mir die Fortsetzung meiner Psychotherapie nützen wird?**

Antwort: Je nach Art Ihrer Depression und den Behandlungszielen kann es Monate dauern, bis verschiedene Arten von Schwierigkeiten behoben werden können. Dabei ist eine »gesunde« Skepsis gegenüber der vom Therapeuten vorgeschlagenen Veränderung in Ihrem Verhalten normal. Ebenso wie in schöpferischen Prozessen finden Durchbrüche oft erst nach Perioden großer Frustration statt. Häufig müssen Sie ein Problem immer wieder durcharbeiten, bevor Lösungen gefunden und in die Tat umgesetzt werden können. Deshalb ist es wichtig, sich nicht zu früh entmutigen zu lassen. Sprechen Sie Ihren Therapeuten an, wenn Sie das Gefühl haben, keinen Fortschritt zu bemerken. Finden Sie heraus, was er oder sie über die Fortsetzung der Therapie denkt und welchen weiteren Nutzen Sie über Ihren gegenwärtigen Fortschritt hinaus zu erwarten haben.

Wenn die Therapie eine Zeitlang ohne sichtbaren Fortschritt weitergeht und wenn ein Gespräch mit Ihrem Therapeuten über diesen »toten Punkt« keine Lösungen erbringt, dann könnte es an der Zeit sein, sich von anderer Seite beraten zu lassen und/oder den Therapeuten zu wechseln. Vielleicht kommen Sie auch zu dem Schluß, daß in diesem Abschnitt Ihres Lebens ein weiterer Fortschritt durch Psychotherapie unwahrscheinlich ist.

▶ ***Frage:* Meine halbwüchsige Tochter ist in Behandlung. Sie mag ihren Therapeuten, aber will mir nicht erzählen, was in ihren Sitzungen vor sich geht. Wie kann ich sicher sein, daß ihre Behandlung vorankommt?**

Antwort: Die nächstliegende Antwort ist natürlich, das hängt davon ab, ob sich der Zustand Ihrer Tochter gebessert hat oder nicht. Wenn dies nicht der Fall ist, hat sie zumindest gelernt, mit ihren Symptomen besser zurechtzukommen? Hat sie ein besseres Verständnis dafür, worin ihr Problem besteht? Zögert sie nicht, den Therapeuten anzurufen, wenn sie das Gefühl hat, Hilfe zu brauchen?

▶ ***Frage:* Ich habe versucht, vom Therapeuten meiner Tochter Auskünfte zu erhalten, aber er will mir nichts sagen.**

Antwort: Psychotherapeuten sind an ein striktes Vertraulichkeitsgebot gebunden. Es widerspricht dem Berufsethos, wenn ein Therapeut der Familie eines Patienten Auskünfte über ihn gibt. Ein Therapeut muß jedoch auch eine Abwägung zwischen den Bedürfnissen des Patienten und jenen seiner Familie treffen. Auch wenn der Therapeut nicht alle Fragen von Angehörigen beantworten kann, sollte er oder sie dennoch zugänglich sein und den Angehörigen jene Auskünfte geben, die er ohne Vertrauensbruch geben kann.

▶ ***Frage:* Ich glaube, daß die Behandlung meines Mannes nicht die nötigen Fortschritte macht. Was kann ich tun?**

Antwort: Sofern die Behandlung nicht offenkundig schädlich ist, gibt es für einen Dritten keine Möglichkeit der Einmischung. Bedenken Sie, daß sich Veränderungen oft langsam vollziehen und daß die Behandlung mancher Depressionen länger dauert als die anderer. Obwohl Sie den Eindruck haben mögen, daß die Entwicklung nicht günstig verläuft, könnte z.B. Ihr Partner eine ganz andere Wahrnehmung haben als Sie, wie gut es vorankommt. Aber warum fragen Sie Ihren Partner nicht direkt?

▶ ***Frage:* Sollte ich den Therapeuten wechseln, wenn ich das Gefühl habe, keine Fortschritte zu machen?**

Antwort: Es gibt keine einfache Antwort auf diese Frage. Die beste Entscheidungshilfe, falls Sie den Therapeuten wechseln wollen, ist manchmal, sich von einem anderen Therapeuten beraten zu lassen – von jemandem, dessen Rolle ausdrücklich darin besteht, Ihnen die Probleme durchdenken zu helfen, die Sie in Ihrer gegenwärtigen Therapie haben. Wichtig ist, sich zu überlegen, ob Sie nicht die gleichen Probleme mit jedem Therapeuten haben würden – weil das Problem in Ihrer Einstellung oder Ihrer Abwehr liegt. Andererseits sollten Sie sich klar darüber werden, ob Sie nicht mit einem anderen Therapeuten besser zurechtkommen. Wie auch im Falle körperlicher Beschwerden kann manchmal das Einholen einer Stellungnahme eines zweiten Therapeuten nützlich sein, um den Nutzen Ihrer gegenwärtigen Therapie zu bestätigen oder sich über mögliche Alternativen klarzuwerden.

▶ **Frage: Können Medikamente psychische Störungen »heilen«?**

Antwort: Antibiotika werden verschrieben, um Infektionen zu »heilen«, indem sie an der Vernichtung der in den Körper eingedrungenen Krankheitskeime mitwirken. Chirurgen »heilen« manchmal auch Krebs, indem sie die bösartige Geschwulst mit einem Skalpell entfernen. Vielfach dienen ärztliche Interventionen jedoch bloß der *Eindämmung von Symptomen,* sie erhöhen die normale Funktionsfähigkeit des Betroffenen – ohne notwendigerweise die zugrundeliegende Krankheit zu heilen. Z.B. ist Insulin unerläßlich, um mit Diabetes leben zu können, aber es beseitigt die organische Störung nicht. In ähnlicher Weise halten die Antihypertonika hohen Blutdruck unter Kontrolle, ja korrigieren ihn sogar, aber sie ändern nichts an der Störung, die diesen verursacht. Zahlreiche der in der Psychiatrie verwendeten Medikamente rufen zuverlässig Ergebnisse hervor, die insofern wie eine »Heilung« aussehen mögen, als die Symptome des Betreffenden nachlassen, Anzeichen der Krankheit verschwinden und wieder ein normales Leben möglich wird. Doch Psychiater sprechen selten davon, daß ihre Patienten »geheilt« seien. Dies ist vor allem darauf zurückzuführen, daß wir noch viel darüber lernen müssen, wodurch es überhaupt zu einer psychischen Erkrankung kommt, auf welche Weise die Medikamente bestimmte Symptome beheben und unter welchen Umständen eine psychische Krankheit erneut ausbrechen kann.

▶ **Frage: Wie kann ich eigentlich beurteilen, ob der eingeschlagene Behandlungsweg und der Therapeut mir helfen wird?**

Antwort: Welche Behandlung Sie auch erhalten, Sie als Patient sollten Ihrem Therapeuten vertrauen können. Gemeinsam sollten Sie sich geeignete Ziele setzen. Innerhalb von Wochen sollten Sie zumindest etwas funktionsfähiger sein, und Sie sollten sich immer frei fühlen, mit Ihrem Therapeuten Zweifel zu besprechen und ihm Fragen zu stellen. Ein informierter Patient, der sich aktiv an der Therapie beteiligt, wird am besten imstande sein, diese als Hilfe zu nutzen, um ein glücklicheres, produktiveres und unbeschwerteres Leben zu führen. Die folgenden Fragen könnten Sie im Laufe Ihrer Behandlung beschäftigen. (Die Fragen und Antworten werden Ihnen vielleicht helfen, auf manche Fragen Ihre eigenen Antworten zu finden.)

- Haben Sie Hemmungen, mit Ihrem Therapeuten über Ihre Probleme zu sprechen?
- Haben Sie das Gefühl, daß Ihr Therapeut Sie versteht und respektiert und sich für Ihre Worte interessiert?
- Beantwortet er Ihre Fragen?
- Verstehen Sie die Zielsetzungen der Behandlung, die Sie erhalten, und sind Sie damit einverstanden?
- Verstehen Sie, wie die Behandlung wirkt?
- Sind Sie sich über Ihre Rolle im Behandlungsprozeß im klaren?
- Wissen Sie, wie lang die Behandlung, die Sie erhalten, im allgemeinen dauert, um die Resultate zu erzielen, auf die Sie und Ihr Therapeut hinarbeiten?
- Falls Sie Medikamente nehmen, hat Ihnen der Psychiater gesagt, mit welchen Nebenwirkungen Sie rechnen sollten, und was Sie dagegen tun können?
- Verspüren Sie den von der Behandlung erwarteten Nutzen? Oder fühlen Sie sich schlechter?
- Falls Sie keine Besserung merken, haben Sie sich an den Behandlungsplan gehalten, z.B. das Medikament genau nach Vorschrift genommen und die Ihnen aufgegebenen Übungen gemacht?
- Falls es Ihnen nicht besser geht: Haben Sie den Therapeuten gefragt, warum, und was dagegen getan werden könne?
- Bringen Sie dem Therapeuten Sympathie, Achtung und Vertrauen entgegen und möchten Sie mit ihm weiterarbeiten?
- Falls Ihnen die Behandlung in der erhofften Weise genützt hat, haben Sie mit Ihrem Therapeuten schon besprochen, wann sie beendet werden sollte?

Allgemeine Depressionsfragen und der Depressionsfragebogen

Folgende allgemeine Fragen kann man sich stellen, um herauszufinden, ob eine Veränderung in der allgemeinen Stimmung vielleicht eine klinische Depression ist:

1. **Wie schlecht ist die Stimmung und wie lange fühlen Sie sich schon so? Können Sie sich wieder aufrappeln?** Obwohl eine leicht depressive Stimmung als solche nicht ausschließt, daß man eine Affektive Störung hat, sind die meisten normalen Anwandlungen von Mutlosigkeit vorübergehender Art. Quälende Niedergeschlagenheit, die länger als einen Monat dauert und häufig wiederkehrt, deutet auf ein Problem hin, ebenso wie eine anscheinend andauernde, leicht depressive Stimmungslage.
2. **Möchten Sie am liebsten aus dem Leben scheiden?** Selbstmordgedanken und -wünsche sind Anzeichen, daß Sie professionelle Hilfe brauchen. Falls Sie oder Freunde von Ihnen mit Selbstmordgedanken spielen, dann zögern Sie nicht, sich um Hilfe zu bemühen.
3. **Haben Sie auch andere Symptome?** Depressive Störungen gehen mit einer Unzahl von Problemen einher, wie Appetitmangel und Schlafproblemen, Verlust des sexuellen Verlangens und der Unfähigkeit, sich zu konzentrieren und Entscheidungen zu treffen.
4. **Trinken Sie Alkohol oder nehmen Sie andere Drogen bzw. Medikamente, um Ihrer hartnäckigen Niedergeschlagenheit zu entrinnen?** Eine normale vorübergehende Schwermütigkeit veranlaßt die meisten Menschen nicht zu erhöhtem Substanzkonsum.
5. **Wie weit beeinträchtigt Ihre Stimmung Ihr Leben?** Bei normalen Stimmungsschwankungen werden Menschen in der Regel nicht in ihrer Fähigkeit beeinträchtigt, ihre alltäglichen Rollen auszuüben, gewisse Dinge genießen zu können und die Gesellschaft zu anderen Menschen zu suchen.

6. **Empfinden Sie sich, wenn Sie schlechter Stimmung sind, als wertlos, nicht liebenswert, oder glauben Sie, daran schuld zu sein, daß negative Dinge geschehen?** Depression beeinträchtigt die Selbstachtung stärker als normale Niedergeschlagenheit.
7. **Steht Ihre Stimmung in Einklang mit Ihren jüngsten Lebenserfahrungen?** Es ist verständlich, daß man deprimiert ist, wenn man sich von einem Partner trennt oder eine Stelle verliert, und es ist normal, den Tod eines geliebten Menschen zu betrauern. Der Wunsch, selbst aus dem Leben zu scheiden, ist hingegen nicht normal. Auch wenn Ihre Niedergeschlagenheit dem Lebensereignis angemessen ist, sollten Sie mit der Zeit aus ihr herausfinden. Falls Ihre Schwermut ungeachtet der Umstände längere Zeit anhält, sollten Sie die Möglichkeit in Betracht ziehen, an einer Depression erkrankt zu sein.

(Bitte nehmen Sie nochmals den Depressionsfragebogen von Seite 12 vor.)

Hilfen zur Tagesstrukturierung

Teil 1: Der erste Schritt

Das Depressionstagebuch: Wie finde ich heraus, was mir gut tut und was meine Depression verschlimmert?

Bitte tragen Sie hier in diesen Wochenplan stichwortartig alle Ereignisse und Aktivitäten ein, die sich ereignen! Versuchen Sie, das Tagebuch ungefähr alle 3 bis 4 Stunden auszufüllen!

In der Spalte Bewertung geben Sie bitte für jede Stunde eine Stimmungsbeurteilung ab:

--	für sehr schlecht	+/–	für weder/noch	+	für gut
–	für schlecht			++	für sehr gut

(Beispiel Abbildung 18a auf Seite 120/121.)

▶ Teil 2: Der zweite Schritt

Das Veränderungstagebuch: Wie kann ich meinen Tagesablauf strukturieren?

Ihre Aufgabe ist nun, jeden Tag mit Aktivitäten zu füllen. Tragen Sie für jede Stunde eine Aktivität ein, die Sie durchführen wollen.

Nehmen Sie sich nur Aktivitäten vor, die Sie auch sicher schaffen können, also setzen Sie sich anfangs nur leicht erreichbare Ziele und überfordern Sie sich nicht. Bei der Auswahl der Aktivitäten kann Ihnen die Liste aufbauender Aktivitäten eine Hilfe sein. Tragen Sie möglichst zunächst Routinetätigkeiten wie z.B. Frühstücken, Mittagessen oder auch Arztbesuche ein und füllen Sie dann die leeren Zellen auf.

Achten Sie darauf, nach vermutlich unangenehmen Tätigkeiten immer eine wahrscheinlich halbwegs angenehme Tätigkeit zu wählen. Achten Sie ferner darauf, sich realistische Zeitvorgaben zu machen. Wenn Sie zum Beipiel um 6:30 Uhr aufstehen wollen, müssen Sie auch wirklich gleich aus dem Bett und nicht länger liegenbleiben.

Bewertung (in Abbildung 18b):

1. Jede Aktivität sollte dann – möglichst alle 3 bis 4 Stunden – wieder hinsichtlich Ihrer Stimmung von sehr schlecht (– –) bis sehr gut (++) beurteilt werden.
2. Setzen Sie ein »E« dahinter, wenn Sie es geschafft haben, und ein »V«, wenn es Ihnen sogar etwas Vergnügen gemacht hat. Je mehr E und V in der Liste am Ende der Woche zu finden sind, um so besser!

18a

D-Tagebuch und Wochenplan

	Montag		Dienstag		Mittwoch	
7–8						
8–9						
9–10						
10–11						
11–12						
12–13						
13–14						
14–15						
15–16						
16–17						
17–18						
18–19						
19–20						
20–24						

Beurteilen Sie Stimmung. Notieren Sie im Feld □: – – für sehr schlechte, – für schlechte, – + für weder noch, + für gute und + + für sehr gute Stimmung.

Für:

Donnerstag		Freitag		Samstag		Sonntag	

18b

Wochenplan: Erfolge (E) und Vergnügen (V)

	Montag		Dienstag		Mittwoch	
7–8						
8–9						
9–10						
10–11						
11–12						
12–13						
13–14						
14–15						
15–16						
16–17						
17–18						
18–19						
19–20						
20–24						

Setzen Sie ein E daneben, wenn Sie es geschafft haben, ein V, wenn es Ihnen Vergnügen gemacht hat.

Für:

Donnerstag		Freitag		Samstag		Sonntag	

Aufbauende und verstärkende Aktivitäten

Diese Liste ist eine Sammlung möglicher aufbauender und der Depression entgegenwirkender Aktivitäten. Jeder sollte für sich persönlich herausfinden, was für ihn angenehm, verstärkend, ablenkend und antidepressiv wirkt. Die Liste soll Sie anregen, über die für Sie geeigneten Tagesaktivitäten nachzudenken, um sie in Ihren Tagesplan einzubauen.

1. Ins Grüne fahren
2. Teure oder exklusive Kleidung tragen
3. Für einen guten Zweck spenden
4. Sich über Sport unterhalten
5. Eine neue Bekanntschaft machen (gleiches Geschlecht)
6. Gut vorbereitet eine Prüfung bestehen
7. Zu einem Pop-Konzert gehen
8. Federball spielen
9. Ausflüge oder Urlaubsfahrten planen
10. Für sich selbst Dinge einkaufen
11. Am Strand sein
12. Sich künstlerisch betätigen (Malerei, Bildhauerei, Zeichnen, Filme drehen usw.)
13. Kletterfahrten oder Bergtouren machen
14. Die Bibel oder andere religiöse Schriften lesen
15. Golf oder Minigolf spielen
16. Zimmer oder Haus auf- oder umräumen
17. Nackt herumlaufen
18. Zu einer Sportveranstaltung gehen
19. Zu Rennveranstaltungen gehen (Pferde-, Auto-, Bootsrennen usw.)
20. Tips und Ratschläge zur Selbsthilfe lesen
21. Romane, Erzählungen, Theaterstücke oder Gedichte lesen
22. In ein Lokal gehen
23. Zu Vorträgen gehen
24. Autofahren
25. Ein Lied oder ein Musikstück texten oder komponieren
26. Computer spielen
27. Eine Sache klipp und klar sagen
28. Segeln, Motorboot oder Kanu fahren
29. Seinen Eltern eine Freude bereiten
30. Antiquitäten restaurieren, Möbel aufarbeiten
31. Fernsehen
32. Selbstgespräche führen
33. Zelten
34. Sich politisch betätigen
35. An technischen Dingen arbeiten (Autos, Fahrräder, Motorräder, Hausgeräte usw.)
36. Positive Zukunftspläne schmieden
37. Karten spielen

38. Eine schwierige Aufgabe meistern
39. Lachen
40. Puzzle, Kreuzworträtsel usw. lösen
41. An Hochzeiten, Taufen, Konfirmationen usw. teilnehmen
42. Jemanden kritisieren
43. Mit Freunden oder Bekannten zusammen essen
44. Volkshochschulkurs besuchen
45. Tennis spielen
46. Eine Dusche nehmen
47. Lange Strecken fahren
48. Holz- oder Schreinerarbeiten ausführen
49. Romane, Erzählungen, Theaterstücke oder Gedichte schreiben
50. Sich mit Tieren beschäftigen
51. Mit einem Flugzeug fliegen
52. Erkundigungsgänge machen (von gewohnten Straßen abweichen, unbekannte Gegenden erforschen usw.)
53. Eine offene und ehrliche Unterhaltung führen
54. In einem Chor singen
55. Über sich selbst oder seine Probleme nachdenken
56. Sich beruflich engagieren
57. Zu einer Party gehen
58. Eine Fremdsprache sprechen
59. Zu kirchlichen Veranstaltungen gehen (Wohltätigkeitsveranstaltungen, Vorträge, Bazare usw.)
60. Zu Versammlungen von gemeinnützigen oder sozialen Vereinen gehen
61. An einer Tagung teilnehmen
62. Einen Luxus- oder Sportwagen fahren
63. Ein Musikinstrument spielen
64. Skilaufen
65. Geholfen bekommen
66. Leger gekleidet sein
67. Sein Haar kämmen oder bürsten
68. Schauspielerisch tätig sein
69. Ein Nickerchen machen
70. Mit Freunden zusammen sein
71. Lebensmittel einmachen, einfrieren, Vorräte anlegen
72. Schnell fahren
73. Ein persönliches Problem lösen
74. Ein Bad nehmen
75. Vor sich hin singen
76. Billard spielen
77. Mit seinen Enkelkindern zusammen sein
78. Schach oder Dame spielen
79. Mit künstlerischen Materialien arbeiten (Ton, Schmuck, Leder, Perlen, Weben usw.)
80. Zum Zirkus oder Zoo gehen
81. Sich kratzen
82. Make-up auflegen, sein Haar richten usw.
83. Etwas entwerfen oder zeichnen
84. Leute besuchen, die krank, inhaftiert oder sonstwie in Schwierigkeiten sind
85. Fröhlich sein, gute Stimmung verbreiten
86. Bowling spielen gehen
87. Tiere beobachten
88. Eine originelle Idee haben
89. Garten-, Landschafts- oder Hofarbeit verrichten
90. Im Geschäft etwas mitgehen lassen
91. Fachliteratur oder Sachbuch lesen
92. Neue Kleidung tragen
93. Tanzen
94. In der Sonne sitzen
95. Motorrad fahren

96. Nur so herumsitzen und nachdenken
97. In geselliger Runde etwas trinken
98. Miterleben, wie seiner Familie oder seinen Freunden etwas Positives widerfährt
99. Einen Vergnügungspark besuchen
100. Sich über Philosophie oder Religion unterhalten
101. Um Geld spielen
102. Etwas planen oder organisieren
103. Friedhof besuchen
104. Allein etwas trinken
105. Den Geräuschen in der freien Natur zuhören
106. Verabredungen treffen, um mit jemandem zu flirten
107. Eine lebhafte Unterhaltung führen
108. Rennen fahren
109. Radio hören
110. Besuch von Freunden bekommen
111. An einem sportlichen Wettbewerb teilnehmen
112. Leute einander vorstellen, von denen man annimmt, sie könnten einander gut verstehen
113. Geschenke machen
114. Zu Gerichtsverhandlungen gehen
115. Massiert werden
116. Briefe erhalten
117. Den Himmel, Wolken oder einen Sturm beobachten
118. Sich im Freien aufhalten (in einen Park, Garten, zum Picknick, Grillen usw. gehen)
119. Basketball oder Volleyball spielen
120. Seiner Familie etwas kaufen
121. Fotografieren
122. Eine Rede oder einen Vortrag halten
123. Landkarten studieren
124. Dinge aus der Natur sammeln (wilde Früchte oder Beeren, Steine, Treibholz usw.)
125. Seine finanziellen Angelegenheiten regeln
126. Saubere Kleidung tragen
127. Eine Anschaffung oder Investition tätigen (Auto, Geräte, Haus- oder Vorratsgegenstände)
128. Jemandem helfen
129. Sich um neue Arbeit bewerben
130. Witze anhören
131. Eine Wette gewinnen
132. Über seine Kinder oder Enkel sprechen
133. Jemand neuen vom anderen Geschlecht kennenlernen
134. Über seine Gesundheit sprechen
135. Gut essen
136. Etwas für seine Gesundheit tun (die Zähne in Ordnung bringen lassen, eine neue Brille bekommen, seine Ernährungsweise umstellen usw.)
137. In der Stadt herumbummeln
138. Ringen oder boxen
139. Schießsport betreiben
140. In einer Musikgruppe mitspielen
141. Wandern
142. Ein Museum oder eine Ausstellung besuchen
143. Tagebuch schreiben
144. Eine Aufgabe gut ausführen
145. Freizeit haben
146. Angeln gehen
147. Etwas verleihen
148. Als sexuell attraktiv bemerkt werden
149. Arbeitgebern, Lehrern usw. eine Freude bereiten
150. Jemanden beraten

151. In ein Fitness-Center, eine Sauna usw. gehen
152. Etwas Neues lernen
153. Jemandem Komplimente machen oder ihn loben
154. Über Leute nachdenken, die man mag
155. An jemandem Rache nehmen
156. Mit seinen Eltern zusammen sein
157. Reiten
158. Telefongespräche führen
159. Tagträumen
160. Blätter, Sand, Kieselsteine usw. herumkicken
161. Boccia spielen
162. Zu Klassen-, Alterstreffen und dergleichen gehen
163. Berühmte Leute sehen
164. Ins Kino gehen
165. Küssen
166. Allein sein
167. Essen kochen
168. Einen »Neunmalklugen« hereinlegen
169. »Gelegenheitsarbeiten« im Hause verrichten
170. Weinen
171. Gesagt bekommen, daß man gebraucht wird
172. An einem Treffen oder einer Feier der Familie teilnehmen
173. Eine Party oder ein gemütliches Beisammensein veranstalten
174. Seine Haare waschen
175. Jemandem Anweisungen erteilen
176. Eine Blume oder Pflanze sehen oder riechen
177. Zum Ausgehen eingeladen werden
178. Kölnischwasser, Parfüm benutzen
179. Mit jemandem derselben Meinung sein
180. In Erinnerungen schwelgen, von früheren Zeiten sprechen
181. Morgens früh aufstehen
182. Ruhe finden
183. Experimente oder andere wissenschaftliche Versuche durchführen
184. Freunde besuchen
185. Sich beraten lassen, einen Rat bekommen
186. Beten
187. Jemanden massieren
188. Per Anhalter reisen
189. Meditation oder Yoga betreiben
190. Einem Kampf zusehen
191. Mit Arbeits- oder Klassenkameraden sprechen
192. Entspannt sein
193. Um Rat oder Hilfe gebeten werden
194. Über anderer Leute Probleme nachdenken
195. Gesellschaftsspiele spielen
196. Nachts tief und fest schlafen
197. Schwere Arbeiten im Freien verrichten (Bäume fällen oder Holz hacken, Gartenarbeiten)
198. Zeitung lesen
199. Leute schockieren, fluchen, obszöne Gesten machen usw.
200. An einer Selbsterfahrungsgruppe teilnehmen
201. Tischtennis spielen
202. Sich die Zähne putzen
203. Schwimmen
204. An einem Kampf beteiligt sein
205. Laufen, Jogging, Gymnastik, Fitness- oder Freiluftübungen betreiben

206. Barfuß laufen
207. Ein Wurfspiel oder Fangen spielen
208. Hausarbeit oder Wäsche erledigen; saubermachen
209. Musik hören
210. Sexuelle Befriedigung haben
211. Stricken, Häkeln, Sticken oder phantasievolle Näharbeiten ausführen
212. Schmusen
213. Leute erheitern
214. Über Sexualität sprechen
215. Zu einem Frisör oder Kosmetiker gehen
216. Gäste im Haus haben
217. Mit jemandem zusammensein, den man mag
218. Zeitschriften lesen
219. Ausschlafen
220. Ein neues Vorhaben beginnen
221. Eigensinnig sein
222. Diskutieren
223. Sexuelle Beziehungen haben
224. In eine Bibliothek gehen
225. Fußball oder Handball spielen
226. Ein neues oder spezielles Gericht zubereiten
227. Vögel beobachten
228. Einen Einkaufsbummel machen
229. Leute beobachten
230. Ein Feuer anzünden oder beobachten
231. Eine Auseinandersetzung erfolgreich bestehen
232. Etwas verkaufen oder mit etwas handeln
233. Ein Vorhaben oder eine Aufgabe zu Ende bringen
234. Etwas beichten oder für etwas Abbitte leisten
235. Gegenstände reparieren
236. Radfahren
237. Leuten sagen, was sie zu tun haben
238. Mit fröhlichen Menschen zusammen sein
239. Partyspiele spielen
240. Briefe, Karten schreiben
241. Über Politik oder öffentliche Angelegenheiten reden
242. Um Hilfe oder Ratschläge bitten
243. Über sein Hobby oder spezielles Interessengebiet reden
244. Attraktive Frauen oder Männer beobachten
245. Leuten zulächeln
246. Im Sand, Gras oder an einem Fluß spielen
247. Über andere Leute reden
248. Mit seinem Ehepartner zusammen sein
249. Von anderen Leuten Interesse an seinen Äußerungen gezeigt bekommen
250. Tabak rauchen
251. Sich um Zimmerpflanzen kümmern
252. Mit Freunden Kaffee, Tee trinken
253. Einen Spaziergang machen
254. Verschiedene Dinge sammeln
255. Nähen
256. Sich an einen verstorbenen Freund erinnern
257. Mit Kindern gemeinsam etwas unternehmen
258. Komplimente erhalten oder hören, daß man etwas gut gemacht hat
259. Gesagt bekommen, daß man geliebt wird
260. Imbisse zu sich nehmen
261. Abends lange aufbleiben
262. Mit seinen Kindern zusammen sein
263. Zu Auktionen, Versteigerungen usw. gehen

264. Über eine interessante Frage nachdenken
265. Freiwillige Arbeit tun, an gemeinnützigen Projekten mitarbeiten
266. Wasserski laufen, surfen, tauchen
267. Jemanden verteidigen oder in Schutz nehmen; gegen Betrug oder Mißbrauch einschreiten
268. Einen Anhalter mitnehmen
269. Einen Wettbewerb gewinnen
270. Über Beruf oder Schule sprechen
271. Cartoons, Comic-Hefte lesen
272. Etwas ausleihen
273. An einer Gruppenreise teilnehmen
274. Alte Freunde wieder treffen
275. Reisen
276. Ein Konzert, eine Opern- oder Ballettaufführung besuchen
277. Mit Haustieren spielen
278. Ein Theaterstück besuchen
279. Die Sterne oder den Mond betrachten
280. An einer spiritistischen Sitzung teilnehmen

Hinweise auf Bücher zum Thema

Weitere Selbsthilfe-Bücher

Hans-Ulrich Wittchen et al.:
HEXAL-Ratgeber **Angst**
Angsterkrankungen, Behandlungsmöglichkeiten.
Karger, Basel, 1995. ISBN 3-8055-6172-5

Weitere HEXAL-Ratgeber zu den Themen Kopfschmerzen, Prämenstruelles Syndrom, Schlafstörungen, Schizophrenie/Psychosen, Alzheimer-Krankheit sind in Planung. Nähere Informationen erhalten Sie gerne vom Verlag.

Weitere Informationen

Hans-Ulrich Wittchen:
Handbuch seelischer Gesundheit.
Beltz-Quadriga, Weinheim 1995.

Steffen Fliegel:
Stichwort Verhaltenstherapie.
Heyne Verlag, München 1994.
ISBN 3-453-07839-X.

Daniel Hell:
Welchen Sinn macht Depression? Ein integrativer Ansatz.
Sachbuch rororo, 1994.
ISBN 3-499-19649-2.

Manfred Wolfersdorf:
Depression: Verstehen und bewältigen.
Springer Verlag, Berlin 1994.
ISBN 3-540-57900-1.

Martin Hautzinger:
Kognitive Verhaltenstherapie.
Quintessenz, Berlin, München 1994.
ISBN 3-86128-215-1.

A.T. Beck, A.J. Rush, B.F. Shaw, G. Emery:
Kognitive Therapie der Depression.
Psychologie Verlags Union, Weinheim 1992.
ISBN 3-621-27015-9.

M. Hautzinger, M. Stark, R. Treiber:
Kognitive Verhaltenstherapie bei Depressionen.
Psychologie Verlags Union, Weinheim 1992.
ISBN 3-621-27061-2.

S. Kasper et al.:
Depressive Störungen erkennen und behandeln. Leitfaden für Ärzte.
Karger, Basel, 1994.
ISBN 3-8055-5983-6.

Über die Autoren

Professor Dr. phil. **Hans-Ulrich Wittchen,** Diplom-Psychologe, ist Leiter der Arbeitsgruppe »Klinische Psychologie« am Klinischen Institut des Max-Planck-Instituts für Psychiatrie in München. Seine Arbeitsgebiete sind die Epidemiologie, Diagnostik und Verhaltenstherapie von Angststörungen und Depressionen.

Professor Dr. med. **Hans-Jürgen Möller** ist seit 1994 Ordinarius für Psychiatrie an der Ludwig-Maximilians-Universität München und Direktor der Psychiatrischen Universitätsklinik München. Vorher war er seit 1988 Direktor und Ordinarius für Psychiatrie an der Universität Bonn und Direktor der Psychiatrischen Universitätsklinik Bonn. Wissenschaftliche Arbeitsschwerpunkte: Klinische Psychopharmakologie, Evaluationsforschung, Suizidologie.

Diplom-Psychologin **Antonia Vossen** ist Stipendiatin in der Arbeitsgruppe Klinische Psychologie des Max-Planck-Instituts für Psychiatrie von Professor Wittchen. Ihr Arbeitsgebiet ist die Diagnostik und Therapie von psychischen Störungen.

Professor Dr. rer. soc. **Martin Hautzinger** ist Leiter der Abteilung Klinische Psychologie am Psychologischen Intitut der Johannes-Gutenberg-Universität zu Mainz. Seine Arbeitsschwerpunkte sind Kognitive Verhaltenstherapie sowie Depressionsforschung bei Kindern und Jugendlichen, Erwachsenen, auch älteren Menschen.

Universitäts-Professor Dr. med. **Siegfried Kasper** ist Abteilungsvorstand der Klinischen Abteilung für Allgemeine Psychiatrie der Universitätsklinik für Psychiatrie in Wien. Sein Arbeitsgebiet umfaßt sowohl die Epidemiologie als auch die Biologie, Psychopathologie und Therapie depressiver Erkrankungen.

Priv.-Doz. Dr. med. **Isabella Heuser,** Diplom-Psychologin, ist klinische Oberärztin am Max-Planck-Institut für Psychiatrie in München sowie Leiterin der dortigen Gedächtnisambulanz. Ihr Arbeitsgebiet umfaßt die Diagnostik und Therapie von älteren, multimorbiden psychiatrischen Patienten; ihr wissenschaftlicher Schwerpunkt liegt auf dem Gebiet der Neuroendokrinologie und klinischen Pharmakologie depressiver Erkrankungen.

Prof. Dr.
Hans-Ulrich Wittchen
Leiter Klinische Psychologie
Max-Planck-Institut für Psychiatrie
Klinisches Institut
Kraepelinstraße 2
D–80804 München

Prof. Dr.
H.-J. Möller
Direktor der
Psychiatrischen Klinik und Poliklinik
Klinikum Innenstadt
Nußbaumstraße 7
D–80336 München

Dipl.-Psych.
Antonia Vossen
Max-Planck-Institut für Psychiatrie
Klinisches Institut/Klinische Psychologie
Kraepelinstraße 2
D–80804 München

Prof. Dr.
Martin Hautzinger
Psychologisches Institut der
Johannes-Gutenberg-Universität
Staudingerweg 9
D–55099 Mainz

o. Univ.-Prof. Dr.
Siegfried Kasper
Psychiatrische Universitätsklinik
Abt. für Allgemeinpsychiatrie
Allgemeines Krankenhaus der Stadt Wien
Währinger Gürtel 18–20
A–1090 Wien

Priv.-Doz. Dr. med.
Isabella Heuser
Max-Planck-Institut für Psychiatrie
Klinisches Institut
Kraepelinstraße 2
D–80804 München